Dr. med. Otto Wolff
Die naturgemäße Hausapotheke

Sozialhygienische Schriftenreihe

16

Herausgegeben vom
Verein für ein erweitertes Heilwesen
Bad Liebenzell

Dr. med. Otto Wolff

Die naturgemäße Hausapotheke

Praktischer Ratgeber für Gesundheit
und Krankheit

Verlag Freies Geistesleben

Die Deutsche Bibliothek – CIP-Einheitsaufnahme

Wolff, Otto:
Die naturgemäße Hausapotheke: praktischer Ratgeber für Gesundheit
und Krankheit / Otto Wolff. – 4. durchges. Aufl. – Stuttgart: Verl. Freies
Geistesleben, 1991
(Sozialhygienische Schriftenreihe; 16)
1. Aufl. im Verein für e. Erw. Heilwesen, Bad Liebenzell

ISBN 3-7725-0176-1

NE: GT

4. Auflage 1991
Die erste Auflage erschien 1983 im Verein für ein erweitertes
Heilwesen, Bad Liebenzell.
© 1988 Verlag Freies Geistesleben GmbH, Stuttgart
Satz und Druck: Greiserdruck, Rastatt

Inhalt

Vorwort

In dieser Broschüre sollen praktische Ratschläge gegeben werden, wie wir auf *natürlichem* Wege wirkungsvoll Gesundheitsstörungen beheben können. Über die Anwendung von den üblichen Medikamenten oder entsprechende Maßnahmen bei krankhaften Störungen des menschlichen Organismus gibt es zahlreiche Hinweise in der einschlägigen Literatur. Der Gebrauch von Schmerztabletten, Schlafmitteln, Beruhigungstropfen, Abführpillen und anderem ist so weit verbreitet, daß es nicht nötig ist, näher darauf einzugehen, zumal aus den Beilagezetteln deren einfache Anwendung zu entnehmen ist. Der steigende Verbrauch all dieser Mittel zeigt deutlich, daß sie wirksam sind – sonst würden sie ja nicht gekauft –, daß sie aber die betreffenden Störungen nur vorübergehend beseitigen und deshalb häufig oder dauernd angewendet werden müssen. Der Patient glaubt dann, auf diese Präparate nicht mehr verzichten zu können, oder er will es auch nicht, denn sie bringen ihm rasch und bequem «Erleichterung». Eine gewisse Abhängigkeit von den betreffenden Medikamenten nimmt man in Kauf, ebenso Nebenwirkungen, und beachtet nicht, daß damit aber die Ursachen der Störung *nicht* beseitigt sind.

Die Wirkungsweise der meisten dieser erwähnten Präparate beruht darauf, daß eine Substanz so in den Organismus eingreift, daß ein Symptom, das heißt die betreffende krankhafte Äußerung, zum Verschwinden gebracht wird (zum Beispiel der Schmerz durch eine Schmerztablette). Es kann aber auch sein, daß eine zu schwache oder fehlende Funktion einfach ersetzt wird. Das ist der Fall bei den sogenannten Verdauungshilfen, Hormonen und so weiter. Solche Maßnahmen können durchaus manchmal notwendig sein, doch sollte man nicht vergessen, daß die meisten dieser als unangenehm empfundenen Erscheinungen, wie Fieber, Schmerzen und so weiter, sinnvolle Reaktionen des Organismus sind, die den Menschen warnen, ihn zum Beispiel zur nötigen Ruhe zwingen und so auch helfen, mit einer tieferliegenden Störung fertigzuwerden.

Das Anliegen des vorliegenden Ratgebers ist es, auf biologischem – also natürlichem – Wege vorzugehen. Das Ziel ist, eine krankhafte Reaktion nicht zu unterdrücken, sondern aufzulösen. Deshalb wird nicht einfach das Symptom, das heißt die krankhafte Äußerung direkt angegangen, sondern es wird stets der ganze Organismus mit seinen Selbstheilungskräften angesprochen.

Ein Schmerz kann viele Ursachen haben. Das «Schmerzmittel» wirkt unabhängig davon; das ist sein Vorteil. Deshalb wirkt es auch rasch, aber die Krankheit selbst wird dadurch nicht gebessert. Wirkliche Heilung, das heißt Auflösung der Krankheit, bedeutet ihre Überwindung, und diese erfordert mehr Anstrengung und ist ein längerer Prozeß, der vom Organismus ausgehen muß.

Methodisch liegt dieser Schrift die Geisteswissenschaft Rudolf Steiners (1861–1925), des Begründers der Anthroposophie, zugrunde. Sie umfaßt den Menschen nach Leib, Seele und Geist in seinem Zusammenhang mit den Naturreichen in einer dem modernen Bewußtsein entsprechenden Art[1].

Dadurch ist es auch möglich, alte bewährte natur- und menschengemäße Behandlungsmethoden rationell neu zu durchschauen. Das gilt ebenso für die äußeren Anwendungen, wie Bäder, Umschläge, Wickel und so weiter, die diätetischen Empfehlungen als auch für die Verabreichung von Heilmitteln. Letztere stammen in erster Linie aus dem Pflanzenreich, das seit eh und je als die Quelle der natürlichen Heilungskraft empfunden wurde. Sehr häufig werden aus diesen Natursubstanzen Dezimalpotenzen hergestellt. Dieses Verfahren der *Homöopathie,* das auf den Arzt

Samuel Hahnemann (1755–1843) zurückgeht, beruht darauf, daß man Ausgangssubstanzen so lange rhythmisch «verdünnt», das heißt potenziert, bis zum Beispiel eine Giftwirkung nicht mehr möglich ist, aber jene Kräfte, die die Ausgangssubstanz in sich birgt, freigesetzt und wirksam werden. Die Anwendung dieser Heilmittel erfolgt im allgemeinen nach dem sogenannten homöopathischen Arzneimittelprüfungsbild, das heißt, die betreffende Arznei wird im Selbstversuch am gesunden Menschen getestet. «Im Arzneiversuch am Menschen kann ein ähnliches Wirkungsfeld erzeugt werden wie durch eine Krankheit. Eine Arznei, die ein solches Wirkungsbild hervorrufen kann, ist in der entsprechenden Verarbeitung im Stande, diese Krankheit zu heilen.» Diese sogenannte Ähnlichkeitsregel ist die Grundlage der Homöopathie. Sehr zum Nachteil der Patienten hat die Homöopathie noch keinen Eingang gefunden in die heutige «anerkannte» Medizin. «Ihre unbestreitbaren Erfolge . . . sucht man dadurch anzuzweifeln, daß man ihr vorwirft, sie belege diese Erfolge nicht mit massenstatistischen Beweismethoden[2].»

Es muß allerdings hinzugefügt werden, daß die erfolgreiche homöopathische Behandlung eine genaue Kenntnis der Arzneimittelbilder erfordert, die sich nach ganz anderen Maßstäben orientiert als die übliche medizinische Diagnose. Es können deshalb bei «derselben» Krankheit verschiedene homöopathische Medikamente angezeigt sein, und ebenso kann bei ganz verschiedenen Krankheiten das gleiche Mittel in Frage kommen. Die richtige Verordnung erfordert Kenntnis und Erfahrung.

Alle Ratschläge, die in der Folge gegeben werden, sind so gehalten, daß sie dem Laien eine Hilfe bei leichteren Erkrankungen, aber auch bei chronischen Leiden sein können. *Die Ratschläge sollen keinesfalls den Arzt ersetzen,* sondern bei den genannten Erkrankungen sinnvolle Hilfe ermöglichen. Oft sind auch andere Maßnahmen weiterführend (zum Beispiel Wasseranwendungen oder Diät statt Medikamente). Deshalb sind diese auch bei schweren Krankheiten erwähnt, ohne Anspruch auf Vollständigkeit oder Aufforderung zur Selbstbehandlung. *Ernste Krankheiten erfordern in jedem Falle ärztliche Behandlung!*

Gesundheit und Krankheit

Der moderne Mensch, der irgendeine Unpäßlichkeit oder krankhafte Störung bemerkt, geht zum Arzt und erwartet, daß diese Störung möglichst rasch beseitigt wird. Ja, der Patient bedrängt oft den Arzt, mit rasch wirkenden Medikamenten vorzugehen, denn man hat ja seine Termine, will auf nichts verzichten. Damit ist eine typische Seite der heutigen medizinischen Situation umrissen: die Krankheit wird zur Betriebsstörung und der Arzt zum Techniker degradiert, der diese «Panne» zu beseitigen hat. Der Sinn dafür, was Krankheit ist, ist nahezu vollständig verlorengegangen. Dies ist eine Frage der Lebenseinstellung.

Schaut man den Menschen lediglich als ein recht kompliziertes chemisches und physikalisches System an, ist die Folge, daß Krankheit nur als technischer Defekt aufgefaßt wird, der dann durch einen entsprechenden chemischen Eingriff wieder repariert werden kann. Oft gelingt es auf diese Weise, Störungen zu beseitigen, aber dadurch ist die Gesundheit noch nicht wieder hergestellt. Es gibt Menschen, die sich – oft nach einer akuten Krankheit, die rasch beseitigt wurde – monatelang krank fühlen. Trotz gründlicher Untersuchung kann kein krankhafter Befund erhoben werden. Schließlich erhalten diese Menschen Beruhigungsmittel oder werden als verschrobene Psychopathen, Sonderlinge, Querulanten und so weiter abgetan. In Wirklichkeit handelt es sich darum, daß die Abwesenheit von Krankheit noch lange nicht Gesundheit bedeutet.

Gesundheit und Krankheit hängen mit dem ganzen Menschen zusammen, also mit Leib, Seele und Geist, und sind nicht ausschließlich ein Problem des physischen Leibes.

Wenn hier eine umfassende Gesundheitspflege dargestellt werden soll, dann kann diese sich nicht nur auf körperliche Vorgänge erstrecken, wie das heute zumeist der Fall ist. Seele und Geist müssen ebenfalls berücksichtigt werden.

Für das *körperliche* Wohl wird heute viel gesorgt. Jeder kennt die einfachsten Regeln der Hygiene, Sauberkeit und so weiter. Selbstverständlich ist dies positiv zu bewerten, jedoch herrschen bereits auf den Gebieten der Ernährung, des Sportes, des Trainings, der Abhärtung und anderen sehr verworrene Vorstellungen, die oft an Technik oder Chemie orientiert sind. Das aber reicht für eine menschliche Betrachtungsweise nicht aus. In den anschließenden Kapiteln wird darauf ausführlich eingegangen.

Eine *seelische* Hygiene wird heute nur noch sehr selten geübt, sie spielt im Verhältnis zu der körperlichen Hygiene keine Rolle, wenn man an geldlichen und zeitlichen Aufwand denkt, der zum Beispiel für Sport oder Kosmetik getrieben wird. In Wirklichkeit aber ist Krankheit ein seelisch-geistiges Problem, das sich erst nach einiger Zeit, mitunter erst nach Jahrzehnten, im körperlichen Bereich äußert.

In früheren Zeiten war seelische Hygiene für die Menschen selbstverständlicher als die körperliche: Der Tag wurde mit einem Morgengebet begonnen und mit dem Abendgebet beschlossen. Daneben war ein Tischgebet Selbstverständlichkeit. Viele Menschen sind heute dazu nicht mehr in der Lage, ihre Erlebnisse bleiben an der Oberfläche. Voraussetzungen für Erlebnistiefe sind zum Beispiel Ehrfurcht und Staunen. Der moderne Mensch wundert sich nicht mehr, sondern verlangt eine naturwissenschaftliche Erklärung. Er staunt höchstens darüber, «wie herrlich weit wir es gebracht» haben, worüber sich schon Goethe im «Faust» lustig macht. Man bewundert zwar noch die menschliche Leistung, nicht jedoch die Schöpfung, wie sie in der Natur vorliegt. In Wirklichkeit ist doch jedes Gänseblümchen, ja jeder Grashalm ein Wunder, das bei aller großen technischen Leistung der Mensch nicht vollbringen kann. Seit eh und je hat die Menschheit diese Schöpfermächte des Lebens als übermenschliche, hohe geistige Wesen erkannt und als Gott oder die verschiedenen Götter bezeichnet. Erst mit dem aufkommenden naturwissenschaftlichen und materialistischen Denken hat man diese übersinnlichen Kräfte geleugnet und den Menschen verkündet, das ließe sich alles naturwissenschaftlich erklären, das heißt durch die Gesetze der Physik und Chemie, durch Vererbung, Ausleseprinzip, Zufall und so weiter; die Annahme eines höheren Wesens sei nicht nötig; am Anfang stünde ein Urknall, nach dem sich alles ganz von allein entwickelt haben soll – bis zum Menschen mit seiner Intelligenz. Die Folge davon ist das heutige einseitige eng begrenzte Weltbild, dem die Beziehung zum Ursprung, zu Gott fehlt.

Ständige Abwechslung verhindert Erlebnistiefe. Die Bilderflut der Leuchtreklamen, illustrierten Zeitschriften, des Fernsehens überfährt den Menschen und erstickt die eigenen Seelenregungen. Das gleiche gilt für den Lärm und die ununterbrochene Geräuschberieselung, denen sich der moderne Mensch, meist sogar absichtlich, aussetzt und denen er sich – im Gegensatz zu den Seh-Eindrücken – nicht entziehen kann. So lähmt und verzerrt das moderne Leben die Entfaltung des eigenen Seelenlebens[3].

Wunder erleben kann aber nur, wer sich wundern kann. Dazu wiederum muß man offen sein für Schönheit, für das Erleben von Harmonie und wahrer Kunst.

Ein positives Pflegen seelischer Hygiene ist möglich durch jede Art von aktiver künstlerischer Tätigkeit[4]. Wem das nicht möglich ist, der sollte sich wenigstens in die Inhalte der klassischen Kunst versenken, sei es das Lesen von Werken der Dichtkunst, Betrachten von Bildern, Kunstwerken oder Anhören klassischer Musik, wobei es nicht auf das Registrieren und Analysieren ankommt, sondern auf das innere Erlebnis, das positive Ansprechen der Empfindung und des Gefühls. Dies kann auch erreicht werden durch eine lebendige Naturbetrachtung. Wiederum kommt es nicht darauf an, Pflanzen oder Tiere mit Namen zu kennen, sondern ihre Lebens- und Wesensart zu empfinden, zum Beispiel im Blütenduft die Wachstumsart der ganzen Pflanze zu riechen oder in den Tierstimmen Freud und Leid zu erleben und so weiter.

Eine *geistige* Hygiene wird heute kaum noch gepflegt. Der Geist unterscheidet den Menschen vom Tier. Er ist der unsterbliche Wesenskern des Menschen. Wer dauernd in der Überzeugung lebt, der Mensch sei nur ein intelligentes Säugetier, der «nackte Affe», wird sein ganzes Leben danach einrichten, das heißt das Leben wird nach dem tierischen Vorbild ausgerichtet. In Wirklichkeit sollte der Geist das «Tier im Menschen» beherrschen beziehungsweise dieses führen lernen. Triebe, Leidenschaften, Hemmungslosigkeiten und so weiter sind tierische Eigenschaften, die den Menschen von seinem Wesen entfernen. Damit ist nicht gesagt, daß dieses alles nur abgetötet werden soll, sondern vielmehr gelenkt beziehungsweise verwandelt werden muß. Das hat für die ganze Lebenshaltung der Menschen eine entscheidende praktische Bedeutung*.

Geht man zum Beispiel vom «Überleben des Stärksten», dem «Kampf ums Dasein», dem üblichen Ausleseprinzip als Maßstab aus, so wird Gewinnsucht, Ehrgeiz, Macht und die damit verbundene Rücksichtslosigkeit das bewußte oder unbewußte Ziel sein, das meist durch Begriffe wie «Erfolg», «Tüchtigkeit» verbrämt wird. Die Unmenschlichkeit dieser Eigenschaften führt unter anderem in der heutigen Zeit zu Hetze, Leistungsdruck, Eingespanntsein in einen Betrieb, letztlich zur Verkrampfung des ganzen Leibes und Lebens. Dem ist heute die ganze zivilisierte

---

* Siehe dazu W. Bühler: Die zweifache Abstammung des Menschen (Merkblatt Nr. 40 des Vereins für ein erweitertes Heilwesen, Bad Liebenzell).

Menschheit ausgesetzt. Als Folgen jahre- oder jahrzehntelangen Einwirkens entstehen Angst, Schlaflosigkeit, Nervosität und die verschiedensten seelischen Störungen bis zu Muskel- und Gefäßkrämpfen beziehungsweise Durchblutungsstörungen verschiedenster Art.

Als *Streß* sind viele der Überlastungen heute jedermann geläufig und in ihren Auswirkungen genau untersucht. Ein anderes Problem ist es aber, den Streß zu begrenzen, d. h. zunächst die vielen unnötigen Reizüberflutungen, wie sie oben genannt wurden, in ihrem abbauenden, zerstörenden Charakter zu erkennen und abzustellen, so daß Phasen der erholsamen Ruhe den Organismus wieder aufbauen können.

Weniger bekannt ist die *Angst als Krankheitsfaktor.* Der «lähmende Schrecken» ist wirklich zu nehmen: Angst lähmt das Immunsystem. Dabei ist Angst – in zivilisierten Ländern! – allgemein und weltweit verbreitet: Man hat heute Angst vor Krebs, Aids, Bakterien, Viren, Übergewicht, Cholesterin, Krieg, Verlust von Geld, Jugend oder Arbeitsplatz – die Aufzählung ließe sich fortsetzen. Dabei ist Angst gewiß für manche Fälle verständlich, nämlich, wenn man sich z. B. mit einem übermächtigen Gegner konfrontiert sieht. Andererseits muß man klarsehen, daß ein großer Teil der Angst durch die betonte negative Berichterstattung bewußt oder unbewußt künstlich geschürt wird. – Dauert dieses Gefühl der Angst längere Zeit an, so führt es unweigerlich zu Hoffnungslosigkeit und damit Hilflosigkeit und Schwäche.

Wie kann man aber einem mächtigeren Gegner widerstehen? Zunächst durch die Erkenntnis, daß viele der vermeintlichen Gefahren gar nicht für den einzelnen existieren oder übertrieben sind, vor allem aber durch innere Stärke, d. h. durch Mut und Tat, diese zu entwickeln. Wenn Angst das Immunsystem schwächt, so kann innere Aktivität, Positivität es stärken! Diese innere Aktivität ist allerdings das Gegenteil des passiven Aufnehmens, des heutigen Hoffens auf das große Glück ohne Anstrengung (zunehmender Trend zu Glücksspielen, Lotterien, Spekulationen usw.). Stärke kann nur durch gezielte Übung erreicht werden – und Übung ist anstrengend, was der heutige Mensch mit allen Mitteln zu verhindern versucht.

Es ist eine allgemeine Erfahrungstatsache, daß noch wichtiger als das Vermeiden oder Bekämpfen des Negativen das Hinstellen und Erüben des Positiven ist. Ein Teil dieses Übens besteht z. B. in ausreichender körperlicher Tätigkeit als Ausgleich zur heutigen überwiegenden intellektuellen Arbeit. Dabei ist jedoch zu berücksichtigen, daß gerade im Alter körperliches Training verhärtet und auf die geistige Aktivität lähmend wirkt.

Übungen zur Positivität können selbstverständlich nicht durch einen Begeisterungstaumel, Rausch oder Vergessen bewirkt werden, sondern nur durch Erleben und Entdecken von «Kleinigkeiten» wie einer erblühenden Blume, Entwicklungsschritte eines Kindes und anderer «Kunstwerke». Einsicht in diese tieferen Zusammenhänge sind heute notwendig, wenn man sich nicht von kurzfristigen Besserungen, von Befindlichkeiten blenden lassen will.

Dieser heutigen Lebensart steht eine Forderung gegenüber, die Goethe so formulierte: «Edel sei der Mensch, hilfreich und gut, denn dies allein unterscheidet ihn von allen Wesen, die wir kennen.» Damit sind wahrhaft menschliche Qualitäten angesprochen, Qualitäten, die sich nicht am Tier orientieren. Wo aber werden diese heute gelehrt und geübt?

Auch in anderer Beziehung hat die Auffassung vom Geist entscheidende Bedeutung: Es ist zum Beispiel ein Unterschied, ob ein Verstorbener als nicht mehr existent betrachtet oder als nunmehr in der Geisteswelt lebend angeschaut wird. Letzteres ist die Realität, die natürlich nur als solche erkannt werden kann, wenn man die Existenz des Geistes nicht von vorneherein ablehnt. In der

Zukunft wird es von immer größerer Bedeutung sein, die Verstorbenen als real zu erleben, ihnen liebevolle geistgetragene Gedanken zu widmen und mit ihnen und ihrem Weiterwirken zu rechnen.

Viele geistig-seelische und auch körperliche Probleme beruhen heute zunehmend auf der Tatsache, daß viele Menschen eine Leere in sich spüren, keinen Sinn im Leben finden können und ihre ganze Existenz in Frage gestellt sehen, was zur Lebensleerheit bis zum Selbstmord führen kann[5]. Es ist eine Tatsache, daß Selbstmorde, aber auch Langeweile und daraus entspringende seelische Fehlreaktionen gerade in zivilisierten Ländern immer stärker auftreten. Es steht außer Frage, daß es sich dabei um krankhafte Zustände handelt. Diese Zustände können jedoch nur dann überwunden werden, wenn man sich über die Hintergründe, nämlich das Verhältnis von Leib, Seele und Geist zueinander im klaren ist.

«Gesundheit», die Seele und Geist nicht berücksichtigt, ist gleichzusetzen der Funktionsfähigkeit, wie sie für Maschinen gilt. Die Gesundheit des Menschen ist jedoch kein starrer Zustand, sondern ein täglich wechselndes Gleichgewicht, das immer wieder neu errungen und erhalten werden muß.

Wege zur Gesundheit

Vielfach wird heute unter ärztlicher «Behandlung» nur das Ausstellen von Rezepten verstanden (und auch erwartet!). Doch die beste Medizin kann nur Teil einer wirklichen Behandlung sein. Wie der Name sagt, gehören dazu auch «Handlungen», wie zum Beispiel Massage, Einrenkungen, Bäder, Diätanweisungen, Ratschläge und so weiter, die die gesamte Persönlichkeit erfassen. Chronische Krankheiten, das Problem unserer Zeit, lassen sich durch Medikamente allein kaum heilen. Ihre Ursachen liegen mitunter Jahre, Jahrzehnte oder noch länger zurück und werden dann als angeboren oder vererbt erklärt. Aber erst dann kann man eine Krankheit als geheilt bezeichnen, wenn die Ursachen aufgelöst sind, also nicht weiter wirken.

Es ist gewiß nicht immer möglich, die Ursachen einer Krankheit festzustellen. Doch gibt es viele offensichtliche Ursachen, die aber nicht als solche erkannt werden. Niemand wird heute mehr bezweifeln, daß körperliche Erkrankungen seelische Ursachen haben können. Eine ausschließlich körperliche Behandlung wird deshalb diese nicht treffen. Eine Änderung der seelischen Reaktion wird unumgänglich sein.

Weit weniger werden die geistigen Hintergründe von Krankheiten gesehen. Oben wurden Beispiele genannt, wie eine unmenschliche Lebenshaltung krankmachend wirken kann. In manchen Fällen werden besondere Maßnahmen erforderlich sein. So, wie ein Wort kränken kann, so kann ein von Herzen kommendes Wort heilend wirken. Wichtiger ist es, die allgemeine Pflege des seelisch-geistigen Lebens zu erkennen.

Viele moderne Krankheiten betreffen das Stoffwechselsystem. Es ist naheliegend, hier bei der Suche nach Ursachen auf das zu achten, was den Stoffwechsel am ehesten beeinflußt, nämlich die Nahrung. Merkwürdigerweise wird dieser jedoch heute in der Medizin wenig Beachtung geschenkt. Das liegt zumeist daran, weil man die wirkliche Bedeutung der Ernährung nicht sieht. Die akute Wirkung verdorbener Nahrung ist freilich gut bekannt, weniger jedoch der Einfluß minderwertiger oder einseitiger oder sonstwie ungeeigneter Nahrung in der Dauerwirkung.

Wesentliche Wege und Schritte zur Gesunderhaltung sind die Ernährung, die richtige Anwendung von Bädern und von Übungen (Training), die deshalb zuerst besprochen werden sollen. Auf die notwendige Pflege des seelischen und geistigen Lebens wurde oben eingegangen.

Gesunde Ernährung

Hierfür können nur die wichtigsten Ratschläge gegeben werden. Dazu existiert eine umfangreiche Literatur[6]. Die heutigen Ernährungsgewohnheiten sind eher geeignet, die Menschen krank zu machen oder die Gesundung zu verhindern. Ganz allgemein kann man zur heutigen Ernährungssituation sagen:

— es wird mengenmäßig zuviel gegessen;
— die üblichen Mahlzeiten enthalten zuviel Fett und zuviel Eiweiß;
— viele Nahrungsmittel sind schon von der Erzeugung her ungesund;
— oft ist die Auswahl der Nahrungsmittel zu einseitig.
— viele Zubereitungen sind unzweckmäßig.

Mit dem Wohlstand traten Krankheiten auf, die früher unbekannt waren, insbesondere im Bereich von Leber, Galle, Magen, also im Stoffwechselgebiet, sowie Ablagerungskrankheiten. Die alten Regeln: «Iß nur, wenn du hungrig bist» (nicht, wenn man nur

Appetit hat!), ebenso: «Aufhören, wenn es am besten schmeckt», könnten heute viel zur Gesundheit beitragen.

Im Gegensatz zum Tier kann der Mensch weiteressen – auch wenn er völlig gesättigt ist. Dann wird für ihn das Essen mehr als nur Befriedigung des Hungers, es ist reiner Genuß, der sich durch allerlei Raffinessen steigern läßt. Die Lösung dieses Problems lautet nicht etwa, auf jeden Genuß beim Essen zu verzichten, sondern das rechte Maß zu halten.

In alten Zeiten war gehaltvolles «gutes» Essen gleichbedeutend mit fettem Essen. Tatsächlich sättigt ein fettes Essen wesentlich länger. Der «Reiche» ist eben satt. Bei armen Leuten und in Notzeiten fehlte es vor allem an Fett. Dieses steht heute in jeder Menge billig zur Verfügung. Dadurch wird quantitativ zuviel Fett gegessen. Den größten Anteil hiervon decken Margarine und ähnliche Produkte, die wesentlich billiger sind als Butter. Die üblichen Margarinesorten werden unter anderem aus einem chemisch gehärteten Fettanteil und Öl zusammengesetzt. Dadurch entsteht niemals ein organischer Zusammenhang. Butter jedoch entstammt einem lebenden Organismus, der Milch, und zeigt bis in die Struktur hinein den universellen Charakter, wie er für einen wachsenden Organismus nötig ist.

Die Bedeutung von tierischem Eiweiß wird heute überbewertet. Der Konsum von Fleisch und Eiern ist in den letzten Jahrzehnten ständig angestiegen. Viele Menschen kommen dadurch in eine Überlastung bzw. Übersäuerung des Stoffwechsels mit der Folge chronischer Entzündungen und Ablagerungen beziehungsweise Förderung der inneren Giftbildung. Besonders Schweinefleisch ist für den Menschen äußerst problematisch. Ein Rheumatiker kann eine Verschlimmerung oft schon am Tag nach dem Genuß bemerken. Aus einem ursprünglichen Empfinden heraus haben deshalb viele Völker wie Juden und Araber dessen Genuß verboten. Zur Zeit ist die Produktion von Schweinefleisch dauernd im Steigen, was unabsehbare Folgen für viele Menschen, besonders für solche mit Stoffwechselschwierigkeiten, mit sich bringt. Für die meisten Menschen bedeutet eine fleischarme beziehungsweise vegetarische Kost eine Entlastung und Förderung der Gesundung.

Ebenso wie es unbedingt nötig ist, nicht nur von Fett oder Eiweiß zu reden, sondern konkret von Olivenöl, Butter usw. als unterschiedliche Fette bzw. Ei, Käse, Hühnerfleisch als Eiweißquelle, so darf man nicht einfach mit Kohlenhydraten rechnen, sondern muß unterscheiden zwischen Gemüse, Kartoffeln, Reis, Zucker usw., deren Wirkungen im Menschen ganz verschieden sind. Je näher sie dem Leben stehen, d. h. je frischer und unveränderter sie sind, um so mehr Leben enthalten sie, auf das es alleine ankommt. Alle raffinierten, also hochgradig «gereinigten», d. h. isolierten Substanzen wie z. B. Zucker, Weißmehl und entsprechende Produkte sind praktisch tot. Bei diesen Substanzen wurde das wirkliche Leben entfernt, sie sind zwar dadurch meist haltbarer und haben andere praktische «Vorteile»; biologisch, also gemessen am wirklichen Lebenswert, sind sie nahezu wertlos geworden. Sie sind zwar leicht verdaulich und liefern rasch «Energie» (z. B. der sogenannte Traubenzucker), doch ist das gerade nicht Leben – im Gegenteil: auf die Dauer sind diese «leeren» Kohlenhydrate, die ja auch praktisch frei von Vitaminen und Mineralien sind, ein Raubbau am wirklichen Leben, was sich aber erst nach längerer Zeit zeigt. Es kann auch sein, daß solche Produkte sehr gut schmecken. Der Geschmack sagt nicht nur etwas aus über die Qualität, sondern vermittelt auch den Genuß. Aber Genuß ist nicht immer auf der Seite der Qualität! Selbstverständlich hat auch ein Genuß seine Berechtigung im menschlichen Leben. Wenn dieser jedoch dauernd fortgesetzt wird und als alleiniger Zweck des Essens angesehen wird, ist die Katastrophe vorprogrammiert, die dann als Übergewicht oder eine der vielen Stoffwechselstörungen in Erscheinung tritt.

Viele Nahrungsmittel werden heute ausschließlich nach wirtschaftlichen Gesichtspunkten hergestellt – ohne Rücksicht auf die biologischen Gegebenheiten von Pflanze und Tier. Daß das Fleisch von «Masthähnchen», die nie in ihrem Leben natürliches Licht gesehen haben, nie Korn oder auch nur einen Grashalm zu fressen bekamen, biologisch nicht vollwertig ist, dürfte klar sein. Das gleiche gilt für Kälber, die mit Trockenmilch gefüttert und im Dunkeln gehalten werden, damit sie weißes Fleisch liefern. Äpfel und Gemüse erhalten ihr makelloses Aussehen oftmals nur durch eine große Zahl von Spritzungen mit Pflanzenschutzmitteln. Gesundheitsgefährdend sind nicht nur die Rückstände dieser keineswegs harmlosen Substanzen, sondern auch die biologische Minderwertigkeit, die verdeckt wird. Konservierte Nahrungsmittel sind eher Genußmittel und für besondere Fälle vorbehalten, aber als ausschließliche oder Dauernahrung ungeeignet. – Reich an Lebenskräften ist Frischkost, die in ausreichender Menge eigentlich zu jeder Mahlzeit gegessen werden sollte. Frisch ist nicht gleichbedeutend mit roh, sondern heißt möglichst direkt dem Leben entstammend, also nicht haltbar gemacht durch hochgradiges Erhitzen, Konservierungsstoffe, Bestrahlung u. a.; wohl aber kann ein Teil der Frischkost als Vorbereitung für die Verdauung kurz vor dem Verzehr gekocht werden. Eine reine Rohkost ist eine Heildiät, die besonderen Fällen vorbehalten bleibt. – Der biologisch-dynamische Landbau geht von den Lebensbedürfnissen von Pflanze und Tier aus, so daß diese Produkte, die unter dem Schutznamen «Demeter» im Handel sind, schon vom Boden her gesund sind[7].

Sinn der Zubereitung von Lebensmitteln ist, diese aufzuschließen, damit sie leichter verdaulich und zugleich schmackhafter werden. Dies geschieht vor allem durch gestufte Wärmeanwendungen wie Dünsten, Kochen, Backen, Braten, Rösten. Welches Verfahren angewandt wird, richtet sich nach dem betreffenden Lebensmittel.

Geht das Aufschließen zu weit, so führt es zur Zerstörung der Bildekräfte (Totkochen).

Neben diesen ganz allgemeinen Regeln einer gesunden Ernährung gilt es, individuelle Gegebenheiten zu berücksichtigen. Fleisch oder Salz kann für den einen Menschen nötig sein, für einen anderen jedoch schädlich. Bestimmte Nahrungsmittel werden von manchen Menschen nicht vertragen. Dies kann ein Hinweis auf eine Organschwäche sein oder auch auf eine falsche Kombination verschiedener Nahrungsmittel — für manche Krankheiten oder Organe gelten besondere Gesichtspunkte[17]. Dies ist die Kunst der Diätetik, die Fachkenntnisse erfordert.

Der moderne Mensch sollte den eigentlichen Sinn der Nahrung nicht vergessen und sich diesen vergegenwärtigen, er liegt nicht in der Zufuhr von Kalorien mit einem Heizwert, sondern in der Anregung des Lebens. Diese kann wiederum nur von Leben ausgehen. Eine Nahrung ist deshalb um so mehr wirkliches Lebensmittel, je mehr sie Lebenskräfte enthält und je weniger diese durch die Zubereitung zerstört werden. In früheren Zeiten wurde empfunden, daß Lebensmittel Gaben des Himmels oder einer höheren göttlichen Welt sind, was zum Beispiel durch den materiellen Wert nicht zu fassen ist. So war das Tischgebet Ausdruck dieser Empfindung der Dankbarkeit. Ohne eine Empfindung dieser Art gegenüber der Nahrung kann auch der moderne Mensch auf die Dauer nicht wirklich gesund leben.

Wasser und Bäderbehandlung

Die Anwendung von warmem und kaltem Wasser gehört zu den ältesten Heilverfahren der Menschheit. Es gibt bestimmte Heilquellen, deren Heilwirkung seit Jahrhunderten bekannt ist und die nicht allein auf der chemischen Zusammensetzung beruht. Darüber hinaus können auch zu Hause Anwendungen mit Wasser erfolgen, die von tiefgreifender Wirkung sind. Die betreffenden Verfahren sind von den Ärzten Dr. Hahn, ferner Prießnitz, Schroth und Pfarrer Kneipp so weit entwickelt worden, daß sie heute zum unentbehrlichen Rüstzeug der Naturheilkunde gehören. Hierüber gibt es eine umfangreiche Sammlung von Schriften und Büchern, auf die verwiesen wird. Die genannten Begründer der Wasserheilkunde haben auch schwere Krankheiten mit äußerer Anwendung von Wasser geheilt, eine heute im Zeitalter der Medikamente ganz zu Unrecht weit unterbewertete Methode.

Im folgenden seien nur einige Grundregeln zur Anwendung von *kaltem* Wasser erwähnt, weil deren Befolgung die Voraussetzung zur gesunden Anwendung ist:

1. kalte Anwendungen dürfen nur am warmen Körper erfolgen;
2. je kälter das Wasser ist, desto kürzer die Anwendung;
3. es kommt auf die Reaktion nach der Kaltwasser-Anwendung an, das heißt, einige Zeit nach der Anwendung muß der betreffende Körperteil warm werden. Dies kann erreicht werden, indem man nach der Kaltwasser-Anwendung sich ins warme Bett legt oder zum Beispiel durch Laufen die Füße erwärmt.

In erster Linie handelt es sich dabei um ein Gefäßtraining, aber auch um ein Üben des Wärmeorganismus. Deshalb gilt hier alles, was im Abschnitt Training gesagt wird. Die Anwendungen sind bei Menschen besonders segensreich, die kälteempfindlich sind. Praktisch geschieht die Anwendung so, daß mit schwachen und kurzen Reizen begonnen wird, die täglich gesteigert werden. Auf diese Weise lassen sich viele Empfindlichkeiten beherrschen.

Da kalte Anwendungen nur am warmen Körper vorgenommen werden dürfen, wendet man z. B. bei *kalten Füßen* wechselwarme Fußbäder[13] an, d. h. man benutzt zwei Fußbadewannen (Eimer), von denen die eine mit Wasser von cirka 38–39° gefüllt wird, die andere hat Leitungswasser (zirka 15–20°). Man beginnt mit warm (zirka 2-Minuten), wechselt auf kalt (zirka 20 Sekunden bis 1 Minute), dann wieder warm und wiederholt dies mehrmals. Aufhören mit warm! Diese Maßnahme ist ein hervorragendes Gefäßtraining und besonders wirksam am Abend, zum Beispiel bei Schlaflosigkeit, die auf Durchblutungsstörungen beruht. Bei konstitutionell kalten Füßen ist auch auf täglichen Sockenwechsel zu achten! Im übrigen sind dieselben Wechselbäder, an den Armen angewandt, sehr wirksam als Gefäßtraining für die Durchblutung des Herzens bei Angina pectoris.

Die «ableitende Wirkung des Wassers» beruht darauf, daß die Anwendung an einem anderen als dem kranken Körperteil vorgenommen wird. Zum Beispiel kann ein zu starker Blutandrang zum Kopf durch einen Wadenguß behandelt werden, der das Blut zur richtigen Verteilung bringt. Solch ein Gefäßtraining kann sich bis auf chronische Formen von Kopfschmerzen und Durchblutungsstörungen verschiedener Art positiv auswirken. Damit ist dann eine Umstimmung des ganzen Körpers erreicht.

Die ursprünglichen Kaltwasserkuren waren verbunden mit einer gesamten Entgiftung und Entschlackung des Körpers durch eine bestimmte Diät und Regelung der Lebensweise. Gerade dadurch waren die tiefgreifenden Erfolge bei chronischen Krankheiten möglich, wie sie durch Hahn, Schroth, Kneipp und andere erreicht wurden.

Völlig anders ist die Anwendung von *warmem* Wasser zu werten. Im allgemeinen handelt es sich bei diesen Maßnahmen um rasche Wirkungen, das heißt Zufuhr von Wärme. Ist zum Beispiel der Körper durchkühlt, so bildet der Organismus als Folge nach einiger Zeit als Gegengewicht vermehrte Wärme, das heißt es tritt Fieber auf. Man sagt dann, es handelt sich um eine «Erkältung», eine durchaus richtige Bezeichnung. Allerdings nennt man das heute «Infektion». Doch die Infektion durch Bakterien oder Viren ist nicht der entscheidende Moment. Diese finden nur dann einen geeigneten Nährboden, wenn der Organismus geschwächt ist, empfänglich wird, zum Beispiel durch eine vorangegangene Durchkühlung. Die praktische Schlußfolgerung aus diesem Sachverhalt ist, die erfolgte Durchkühlung durch ein warmes Bad wieder aufzulösen. Das nachfolgende Fieber und auch die sogenannte Infektion bleiben dann aus. Solch ein Schwitzbad ist nicht mehr angezeigt, wenn das Fieber bereits steigt.

Ein *Schwitzbad* bewirkt nicht nur eine kräftige Durchwärmung, sondern auch eine Anregung der Ausscheidung über die Haut durch das Schwitzen. Man beginnt das Bad mit 37° C und steigert langsam auf 38,5° C, wartet bei dieser Temperatur ca. 5 bis 10 Minuten und gibt dann rasch warmes Wasser zu bis 40° C oder 41° C oder auch höher. Dann tritt der erwünschte Schweißausbruch ein und der Patient kommt unabgetrocknet im Badetuch ins Bett zum Nachschwitzen. Menschen mit einem schwachen Kreislauf sollten vorsichtig sein und Badetemperaturen bis 40/41° C vermeiden und statt dessen einen Lappen mit kaltem Wasser auf die Stirn legen und vor dem Bad «*Cardiodoron mite*»® (in der Schweiz: *Onopordon comp. mite*) 3×10 bis 15 Tropfen in 10- bis 20minütigem Abstand nehmen. Es versteht sich, daß man nicht mit vollem Magen ins Bad geht und möglichst vorher den Darm entleert.

Der Sinn von heißen Bädern ist neben der Durchwärmung die Auflösung und Ausscheidung von Ablagerungsprodukten, die der Organismus nicht beherrscht. – Ähnlich wirkt die Sauna. Hier erfolgt neben dem Schwitzen durch die nachfolgende Kälteanwendung ein Gefäßtraining.

Eine gesteigerte Form des heißen Bades ist das *Überwärmungsbad* oder nach seiner Schöpferin *Schlenzbad* genannt. Hierbei kommen längere, recht hohe Temperaturen zur Anwendung, wodurch die Körpertemperatur für einige Zeit bis über 40° C steigen kann.

Die Durchführung muß *sachgemäß von kundiger Hand* erfolgen, denn solch ein Bad stellt einen erheblichen Eingriff in das Gefüge des Organismus mit entsprechenden Möglichkeiten dar.

Eine mildere Form der Entgiftung ist das *Seifenbad*: Während eines Bades wird der ganze Körper reichlich mit Seife ab- beziehungsweise eingerieben. Diese läßt man einige Minuten einwirken. Danach gründlich abspülen.

Eine ähnliche Wirkung hat das *Sodabad*: dem Bad wird eine Handvoll Soda zugesetzt, Badedauer bei 37° C bis 38° C zirka 20 Minuten. Dies ist auch eine vorbeugende Maßnahme vor Virusinfekten wie Grippe, Kinderlähmung und anderen.

Zu einem *Rosmarinbad* wird dem Badewasser ca. 1 Eßlöffel *Rosmarin-Bademilch* zugegeben. Badetemperatur ist 37° C. Dieses Bad ist besonders angezeigt zur Anregung der inneren Wärme, also auch zur Vorbeugung bei Erkältungskrankheiten, ferner bei niedrigem Blutdruck und Kreislaufstörungen. Wegen der wachmachenden Wirkung sollte dieses Bad nicht am Abend genommen werden.

Ein *Lavendelbad* wirkt beruhigend und sollte bei Schlaflosigkeit, Nervosität und Nervenerkrankungen angewandt werden. Badetemperatur 36° C bis 37° C.

Das *Öl-Dispersionsbad* wird mit einem besonderen Gerät zubereitet, wodurch es zu einer sehr feinen Verteilung von Öl im Wasser kommt. Dadurch wird die Aufnahme der Zusätze erleichtert. Dies bewirkt eine verstärkte Anregung der inneren Wärmebildung, also Aktivierung des Wärme-Organismus statt passiver Zufuhr von Wärme. Daher sollte das Bad nur 36° C haben. Durch die nachfolgende Bettruhe entwickelt sich die innere Wärme. Diese ist bei den meisten chronischen Krankheiten, aber auch besonders bei Durchblutungsstörungen Voraussetzung zur Heilung. Je nach Störung werden verschiedene Öle zugesetzt.

Training

Es handelt sich dabei um Übungen, die die Stärkung eines Organs oder einer Funktion zum Ziele haben. Durch systematische Übung kann eine Erhöhung der Leistung erreicht werden. Wesentlich ist, daß keine Überbelastung auftritt, sondern eine allmähliche Steigerung, wozu Ausdauer gehört. Jede Überbelastung führt zu einer Stoffwechselvergiftung, zum Beispiel Muskelkater, die den Muskel vorübergehend schädigt. Andererseits gibt es untere Grenzen. Eine zu schwache oder eine zu kurze Übung reicht für eine Erhöhung der Leistung nicht aus! Entscheidend ist die ständige Wiederholung einer Übung.

Heute versteht man unter Training weitgehend eine körperlich-sportliche Betätigung. Das kann durchaus positiv sein. Häufig wird aber versucht, auf einem speziellen Gebiet Leistungen geradezu zu erzwingen. Dies führt zu Einseitigkeiten, die keineswegs mit einer besseren Gesundheit einhergehen, was man bei Spitzen-Sportlern beobachten kann. Diese Art von Hochleistung führt naturgemäß nicht nur zu einer Spezialisierung der Leistung und Überanstrengung, sondern auch zur Verkrampfung. Wer Sport zur Gesunderhaltung betreibt, sollte sich nicht an Hochleistungssportlern, das heißt Spezialisten messen, sondern möglichst vielseitig üben, zum Beispiel durch Wandern und Schwimmen.

Abschließend sei bemerkt, daß viele der – vom Menschen geschaffenen – Umwelteinflüsse, ja der Lebenshaltung, krankmachend sind. Es ist Sache jedes einzelnen Menschen, diese Einflüsse zu durchschauen, zu vermeiden, auf manche Annehmlichkeiten zu verzichten und einen positiven Weg zu gehen.

Hilfe bei einzelnen Krankheiten

Zu den im folgenden genannten freiverkäuflichen Medikamenten ist der Hersteller im Heilmittelverzeichnis am Ende der Schrift genannt. Jede Apotheke kann diese Präparate besorgen. Homöopatische Einzelpräparate werden von verschiedenen Firmen hergestellt als Flüssigkeit (Dilution), Pulver (Trituration), Tabletten oder Kügelchen (Globuli). Bei Mischungen (zum Beispiel *Silicea comp.*) ebenso wie bei Pflanzen-Essenzen oder Tinkturen (zum Beispiel *Arnika-Essenz*) sind die Hersteller ebenfalls im Heilmittelverzeichnis S. 132 angegeben.

Die erwähnten Medikamente sind in Apotheken (zum Teil auch in Reformhäusern und Drogerien) ohne Rezept erhältlich.

Es muß allerdings erwähnt werden, daß die Rezeptfreiheit nicht unbedingt Maßstab dafür ist, ob ein Präparat harmlos ist. Die Entscheidung, ob ein Medikament unter Rezeptpflicht gestellt wird oder nicht, erfolgt nach den Vorstellungen der heute «gültigen» Medizin[15]. Diese verwendet in erster Linie chemische Produkte und ist gegenüber Pflanzenpräparaten meist skeptisch eingestellt. So enthalten die meisten der üblichen frei verkäuflichen Schmerztabletten die Substanz Phenacetin. Dieser Stoff kommt in der Natur nicht vor und verursacht, bei Dauergebrauch, Nierenschäden, die tödlich sein können. Trotzdem sind phenacetinhaltige Tabletten ohne Rezept erhältlich.

Im Gegensatz dazu sind homöopathische Präparate, die zum Beispiel Belladonna D3 enthalten, rezeptpflichtig. Und das, obwohl bei dieser Konzentration Vergiftungen praktisch ausgeschlossen sind und auch bei Dauergebrauch keinerlei Schäden beobachtet wurden. Die Zubereitungen aus der Pflanze Aristolochia sind sogar bis zu D10 verboten, da im Tierversuch bei konzentrierter

Anwendung einer isolierten Substanz aus der Pflanze Krebs beobachtet wurde.

Dennoch ist es natürlich grundsätzlich berechtigt, bestimmte Medikamente der Verordnung durch den Arzt vorzubehalten, wenn deren nicht fachkundige Anwendung Schäden bewirken kann.

Die Erwähnung von Hersteller-Firmen geschieht ohne Wertung. Sie soll lediglich eine Hilfe für die Beschaffung der Präparate sein.

Das ® an den Medikamentennamen besagt, daß es sich um ein Registriertes Warenzeichen, also einen geschützten Namen, eine Spezialität handelt.

Für die äußeren Anwendungen sei auf die «Anleitung für Pflegende» hingewiesen: Els Eichler «Wickel und Auflagen»[8] und für den Hausgebrauch auf das Buch «Krankenpflege zu Hause – . . .»[13].

Die erwähnten Krankheiten sind nach Sachgebieten (Erkrankungen im Hals-Nasen-Ohren-Bereich; Frauenkrankheiten und so weiter), alle anderen alphabetisch geordnet. Zum raschen Auffinden dient das Stichwortverzeichnis am Ende dieses Buches sowie das Heilmittelverzeichnis auf Seite 132.

Abszesse – Furunkel

Hilfreich sind hier gut-warme Umschläge mit einer Abkochung von *Bockshornklee.*

Auf die Mitte des Herdes sollte man eine kleine Menge *Ilon-Abszeß-Salbe®* geben und in die Umgebung *Mercurialis-Salbe 10%*; abdeckender Mull-Verband. Die Medikamente richten sich nach dem Stand der Erkrankung:

Sollte der Abszeß nicht mehr zurückgehen, so erleichtert *Hepar Sulfuris D4* 5× täglich 1 Messerspitze für 1 bis 2 Tage, das Einschmelzen. Ist jedoch das Stadium am Beginn und man will versuchen, die beginnende Bildung zu «verteilen», so ist Hepar sulfuris D12 angezeigt.

Myristica sebifera D4, stündlich beziehungsweise 5× täglich 7 Tropfen ist das «homöopathische Messer» und ermöglicht oder erleichtert den Durchbruch des Eiters. *Quarz D12* gibt man nach der Öffnung des Abszesses und im abklingenden Stadium 5× täglich 1 Messerspitze.

Altersbeschwerden

Altern ist ein naturgegebener Vorgang, der nicht aufzuhalten ist. Er kann aber falsch oder vorzeitig verlaufen. Verjüngungskuren und Regenerationen können im günstigsten Falle nur ein Hinausschieben des unwiderruflichen Altersvorganges bewirken. Diesen kann der Mensch durch *zeitgemäße* Tätigkeit richtig lenken. Deshalb vermag zum Beispiel geistige Tätigkeit (nicht körperliche) den Geist jung zu erhalten, während eine ausschließlich körperliche Tätigkeit den Körper zwar physisch leistungsfähig erhält, aber die geistig-seelische Tätigkeit unter Umständen blockiert.

Der ältere Mensch braucht weniger Schlaf und weniger Essen!

Birken-Elixier regt die Auflösung von Ablagerungen und deren Ausscheidung an: 3× täglich 1 Eßlöffel in Tee oder Wasser, sehr gut als «Frühjahrskur» geeignet. Für Zuckerkranke eignet sich *Weleda Birkenherb* (ohne Zucker; nur in der Schweiz).

Belladonna D6, 3×8 Tropfen vor dem Essen während 2 Monaten, dann 4 Wochen Pause, beugt Verhärtungsprozessen vor.

Scleron®: 2× täglich eine Tablette 6 Wochen, dann 4 Wochen Pause; so mehrmals wiederholen während eines Jahres, regt die geistige Leistungsfähigkeit an und beugt der «Verkalkung» und «Vergeßlichkeit» vor.

Zur Anregung der Durchblutung sowohl im Kopfbereich wie in der Peripherie hat sich der Extrakt aus den Blättern des Ginkgo-Baumes bewährt. Handelspräparate: *Tebonin®* Drag. oder *Rökan®* flüssig. Diese können durchaus mit den oben genannten Präparaten kombiniert werden.

Erkrankungen der Atemwege

Husten – Bronchitis

Allgemeine Maßnahmen: Schwitzen, Inhalieren von ätherischen Ölen wie *Eukalyptusöl, Macoel®*, *Latschenkiefernöl* oder entsprechenden Mischungen wie *Olbas, Po-Ho ® Fluid, Sanavita, Multiplasan-Öl®, Japanisches Heilpflanzenöl* und andere. Man gibt von diesen ätherischen Ölen einige Tropfen auf das Taschentuch, die Bettdecke oder in kochendes Wasser, wodurch diese Öle verdampfen. Die Wirkung ist akut lindernd.

Zum Einreiben der Brust ist eine große Zahl sehr brauchbarer Präparate im Handel, von denen einige genannt seien: *Lyobalsam®, Wick®-VapoRub®, Broncholind®* und andere. Als empfehlenswerte Tees seien genannt: *Weleda Hustentee, Species pectorales Kneipp, Hermes-Bronchialtee Nr. 5, Salus-Tuss-Tee.* Man trinkt 3- bis 6x täglich 1 Tasse des Aufgusses (nicht kochen!), eventuell mit Wald-Honig. Es gibt auch tassenfertige Pulvertees wie *Solubifix®* oder *Broncholind®. Bei Reizhusten: Spiritus contra Tussim* (in der Schweiz Weleda Hustentropfen) stündlich 10 Tropfen mit warmem Wasser oder auf Zucker. Lindert den Hustenreiz, ohne ihn zu unterdrücken. Reizlindernd wirken auch örtlich 1–3 Tropfen Kampferöl (Oleum Camphorae verum), die eingerieben werden.

Innerlich gibt man: *Anis-Pyrit D3,* 1- bis 2stündlich 1 Tablette besonders bei Heiserkeit und hochsitzender Bronchitis. Von den rein pflanzlichen Hustentropfen seien genannt: *Broncholind®;* kombiniert mit homöopathischen Mitteln sind *Monapax®, Tussisana®, Viropect®.* Es sind viele rein pflanzliche Hustensäfte auf dem Markt, die das Abhusten des Schleimes erleichtern. Genannt seien *Spitzwegerich-* , *Huflattich-* oder *Thymian-Pflanzensaft,* *Tannenbalsam®, Thussiflorin®, Saft* und *Tropfen, Pertussin®,* *Thymipin®, Hustensaft* und *Tropfen, Melrosum®, Monapax®,* *Tropfen* und *Saft, Lichenes comp., Hustenelexier.*

Chronische Bronchitis

Sie bedarf der ärztlichen Klärung nach den Ursachen. (Starke Raucher leiden meist unter einer chronischen Bronchitis.) Zur Umstimmung sind regelmäßige Schwitzbäder (1- bis 2× wöchentlich) mit Zusatz von ätherischen Ölen (besonders günstig Latschenkiefernöl), zum Beispiel *Mabex® Latschenkiefern-Extrakt,* zu empfehlen. Auch *Senf-Wickel* auf den Rücken wirken in diesem Sinne. Eine Anregung der Abwehr kann erreicht werden zum Beispiel durch *Zinnkraut-Pflanzensaft.* Zur Trinkkur kommt das Heilwasser «*Emser Kränchen*» in Frage.

Bei akuten und bei chronischen Lungenerkrankungen können pflanzliche Antibiotika sinnvoll sein. Es hat sich gezeigt, daß in der Zwiebel und anderen stark «duftenden» Pflanzen die Duftstoffe sehr stark das Wachstum von Bakterien hemmen können, sogar stärker als die üblichen Antibiotika wie Penicillin oder andere, die aus Schimmelpilzen gewonnen werden. Kapuzinerkresse, Meerrettich und andere Pflanzen haben solche Wirkungen.

Präparate aus diesen Pflanzen sind zum Beispiel *Angocin®, Tromacaps®,* die bei allen entzündlichen Erkrankungen im Hals-Lungen-Bereich wie auch bei Infekten der Harnwege genommen werden können. Die genauen Gebrauchsanweisungen sind den jeweiligen Packungen beigefügt.

Zur Überwindung einer allgemeinen Schwäche und Anfälligkeit im Lungenbereich ist *Umckaloabo-Stevenskur®,* ein Extrakt aus einer afrikanischen Pflanzenwurzel, dienlich, das kurmäßig in steigender Dosierung genommen wird.

Keuchhusten

ist eine ungefährliche, aber langwierige Kinderkrankheit, soweit sie ohne Komplikationen abläuft. Diese lassen sich weitgehend verhindern, wenn man – vor allem bei Beginn – unzweckmäßige Maßnahmen vermeidet, das heißt keine fiebersenkenden und den Husten unterdrückende Medikamente gibt.

Wesentlich ist eine ruhige und besonnene Pflege, leichte Kost, keine Milch! Höhenluft (über 1000 Meter) kann rasche Linderung bringen.

Als homöopathische Medikamente seien genannt: *Pertudoron®* *1* und *2*, im stündlichen Wechsel, je nach Alter des Kindes, 2 bis 8 Tropfen.

Ein pflanzliches, bewährtes Präparat ist *Prospan®*, das rasch wirkt. Man gibt 3- bis 5× 10 bis 20 Tropfen je nach Alter (auch als Zäpfchen erhältlich).

Asthma

Es gibt verschiedene Formen und Arten von Asthma. Von einem rein seelisch bedingten Asthma bis zu einem sogenannten allergischen Asthma gibt es alle möglichen Übergänge. Letzteres wird durch die Einatmung von Substanzen ausgelöst, gegen die der Betreffende empfindlich ist. Man wird bei nachgewiesener Überempfindlichkeit vermeiden, sich diesen betreffenden Substanzen auszusetzen, was aber nicht immer möglich ist. Meist hilft ein Aufenthalt in den Bergen oder an der Nordsee (Helgoland), was aber individuell verschieden ist. Da es sich beim Asthma um eine schwere Erkrankung handelt, sollte in jedem Fall ärztlicher Rat in Anspruch genommen werden.

Die folgenden Behandlungsvorschläge dienen der allgemeinen Umstimmung, sollen also nicht nur momentan lindernd wirken.

Medikamente, die im akuten Asthmaanfall wirken, können nötig sein, sie sind jedoch nicht für den Dauergebrauch bestimmt. Die hier genannten Heilmittel sollen den Organismus anregen, die Krankheit selbst zu überwinden, also eine Heilung einleiten, wozu eine längere Anwendung nötig ist.

Medikamentös nimmt man morgens 10 bis 20 Tropfen *Quercus D1* (10 %) (Eichenrinde) und abends 10 bis 20 Tropfen *Veronica officinalis D2* (Ehrenpreis). Eine Kombination mit diesen Heilpflanzen ist *Petasites comp. c. Quercu,* das morgens gegeben wird (10 Kügelchen), und *Petasites comp. c. Veronica*, abends 10 Kügelchen. Eine Art Basisbehandlung stellt *Cuprum aceticum D4,* (ca. um 16 und 18 Uhr 5–10 Tropfen) dar, das besonders angezeigt ist, wenn die Verschlimmerung am Abend einsetzt, was bei den meisten Asthmatikern der Fall ist.

Ein bewährtes pflanzliches Präparat aus der frischen Pestwurz ist *Pneumonium LA* (3× täglich 20–30 Tropfen). Kombinationen von pflanzlichen und homöopathischen Mitteln sind z. B. *Asthmakhell*®, *Asthmavowen*®, *Michalon*® u. a. Als Tee: *Kneipp Asthma Tee.* Selbstverständlich müssen diese Präparate längere Zeit genommen werden, da ihre Wirkung umstimmend ist und nicht nur akut lindernd.

Bei Kindern ist oft sehr hilfreich eine kurzfristige alkalische Diät, das bedeutet, man gibt am besten nach dem Essen *Basica,* eine Mischung, die den Stoffwechsel aus der sauren Seite in die alkalische Seite verschiebt. Entsprechend wirkt das *Entsäuerungssalz,* von dem längere Zeit nur morgens 1 Messerspitze gelöst genommen wird. Da besonders Fleisch säuernd wirkt, ist sein Genuß mindestens einzuschränken.

Drüsenschwellungen

Sofern die Schwellungen nicht durch eine akute Erkrankung bedingt sind, handelt es sich um ein konstitutionelles Problem. Die Schwellungen sind meistens verbunden mit einer Vergröße-rung der Rachen-Mandeln oder auch der Gaumen-Mandeln («Wucherungen»). Dadurch wird oft die Atmung behindert, es kommt zur Mundatmung und einer dauernden Verschleimung. Man nennt diese Erscheinung Lymphatismus.
Eine solche Konstitution wird oftmals durch einen Aufenthalt am Meer, besonders an der Nordsee, günstig beeinflußt.
Durch bestimmte, vor allem homöopathische Medikamente, kann man den Organismus unterstützen, mit dieser Konstitution fertig zu werden, z. B. *Barium jodatum D4, D6; Juglans regia D1* (3×10 Tropfen). An Kombinationspräparaten seien genannt *Juglans regia comp. (Wala), Lymphozil*®, *Lymphomyosot*® oder, auf pflanzli-cher Basis, *Esberisan*®.
Für die örtliche Anwendung kommt *Archangelica comp. Salbe* (in der Schweiz: *Archangelica 5 %, Salbe)* in Betracht. Von der «Gegenseite» wirkt Berberissalbe (*Berberis, fructus, 10 %*) auf die Blase (!) zwei bis drei Monate.

Erkältungskrankheiten

Fieber

ist ein häufiges Symptom von Grippe und anderen Infektionskrankheiten. Fieber ist keine Krankheit, sondern, wie man früher wußte und heute immer mehr erkennt, eine sinnvolle Reaktion. Es bewirkt bei den Patienten Abgeschlagenheit, Kopfschmerzen, kurz, das Gefühl von Krankheit. Man war und ist deshalb noch allgemein bestrebt, so rasch wie möglich das Fieber zu senken, da sich der Patient dann schnell besser fühlt. Die üblichen Grippemittel senken nahezu alle das Fieber. Diese Maßnahmen wirken jedoch der Heilungstendenz des Organismus entgegen. Forschungsergebnisse der jüngsten Zeit haben dies zweifelsfrei bestätigt. Das Fieber hat seine große Bedeutung in der Abwehr des Organismus gegen Viren und Bakterien. Es ist deshalb nicht sinnvoll, das Fieber grundsätzlich zu unterdrücken. Ziel einer naturgemäßen Therapie ist, das Fieber zu lenken, ein zu hohes Fieber zu begrenzen oder eine zu geringe Wärmebildung anzuregen. Eine kritiklose Fiebersenkung, wie sie durch die routinemäßige Verabfolgung von Fieberzäpfchen, besonders bei Kindern, heute üblich ist, schlägt dem Organismus die wichtigste Abwehrwaffe gegen Bakterien und Viren aus der Hand. Solche Maßnahmen führen zwar zu einem raschen Abklingen der akuten Krankheitserscheinungen, doch führt dies häufig zu einer schlechten Erholung, zum Übergang in chronische Krankheiten oder zur «Verdrängung». Man versteht darunter das Auftreten einer neuen anderen Krankheit, weil die ursprüngliche Krankheit nicht ausgeheilt wurde. Außerdem unterbleibt durch die Unterdrückung die Anregung und Stärkung des Immunsystems. Bricht das Immunsystem mehr oder weniger vollständig zusammen, so ist der Weg zum Entstehen des

Krebses geöffnet, was man heute durchaus wissen kann. Schon vor Jahrzehnten wurde zweifelsfrei festgestellt, daß Krebskranke sehr häufig in der Vorgeschichte keine fieberhaften Krankheiten, ja auch keine Kinderkrankheiten gehabt haben. In unserer kurzsichtigen Zeit denkt niemand daran, welche Folgen ein Unterdrücken oder Verhindern des Fiebers nach zehn oder dreißig Jahren haben kann.

In jedem Falle ist für ausreichende Entgiftung während der ganzen Krankheitsdauer zu sorgen. Dies geschieht sowohl durch Abführen (zum Beispiel mit Abführtee oder, rascher wirkend, durch einen Einlauf) als auch durch reichliches Trinken, das während des Fiebers nötig ist. Die Appetitlosigkeit bei Fieber ist eine sinnvolle Schutzmaßnahme des Organismus. Man vermeide alle eiweißreiche Kost, esse grundsätzlich so wenig wie möglich. Eventuelle Gewichtsverluste in dieser Zeit können hinterher reichlich ausgeglichen werden.

Bei Beginn oder bei Verdacht auf eine *Erkältung* ist deshalb eine gute Durchwärmung nötig. Am besten geschieht dies durch ein *heißes* Bad oder ein Bad mit Zusatz von *Paracelsus-Erkältungsbad,* Sauna oder Schwitzen und Trinken von *Linden-* oder *Holunderblütentee.* Steigt das Fieber bereits, sind ein heißes Bad oder die Sauna nicht mehr zweckmäßig, wohl aber Schwitzen, Tee trinken sowie Abführen.

Auf den Fieberkrampf bei Kindern wird auf Seite 56 eingegangen.

Grippe

Die Grippe gilt heute als Infektionskrankheit. Dennoch ist es eine Tatsache, daß manche Menschen grippeanfälliger sind als andere. Offensichtlich liegt bei ihnen eine Störung vor, die sie empfänglicher für die Infektion macht. Grippeimpfungen sind in ihrem

Schutz sehr begrenzt, da man nicht weiß, welcher Erreger die nächste Grippewelle verursacht. Auch ist die Dauer des Schutzes keineswegs gesichert.

Die Bezeichnung «Erkältung» weist auf eine Ursache hin: Bei empfindlichen Menschen ist häufig eine Störung im Wärmehaushalt zu beobachten. Ein Wärmeverlust macht den Menschen empfänglicher für die Infektion. Dennoch muß man sagen, daß ein wirklich gesunder Mensch sich nicht erkältet, er übersteht eine Unterkühlung ohne weitere Folgen. Anfälligkeit ist ein Zeichen einer inneren Störung, auch wenn diese gerade nicht in Erscheinung tritt. Störungen bzw. Schwächen des Wärmeorganismus sind heute häufig zu finden, sie können durch unzweckmäßige Kleidung bedingt sein, aber auch durch mangelnde Übung. Ein deutliches Symptom hiervon sind die dauernd kalten Füße (und Hände), die bei vielen chronischen Krankheiten zu finden sind und oft einer umfassenden Behandlung im Wege stehen. Zu deren Behebung ist das Beste tägliche, wechselwarme Fußbäder wie sie auf Seite 25 beschrieben sind. Vielfach handelt es sich auch um eine Abwehrschwäche infolge Fehlernährung (S. 21) oder häufiger Unterdrückung akuter Krankheiten. Auch Dauerstreß wirkt in diesem Sinne.

Bei empfindlichen Menschen steht am Anfang der Erkrankung oftmals eine Durchkühlung. In diesem Fall ist die naturgegebene Maßnahme, den Organismus zu durchwärmen durch ein heißes Bad, eine Sauna oder ähnliche Maßnahmen. Geschieht dies nicht, versucht der Organismus selbst, durch Fieber, eine Durchwärmung zu erzielen. Das Ansteigen des Fiebers bemerkt man als Frösteln, später als Schüttelfrost. Das zeigt, daß der Organismus versucht, eine Kälteempfindung durch Wärmesteigerung zu überwinden. So wichtig das warme Bad zur Vorbeugung ist, bei ansteigendem Fieber ist es nicht mehr angezeigt!

Direkt fiebersenkende Tabletten, Dragees, Zäpfchen und ähnliches (das sind die allermeisten «Grippemittel») sollten unbedingt vermieden werden, denn das Fieber ist ja eine sinnvolle Reaktion des Organismus, um die Krankheit zu überwinden. Erfahrungsgemäß ist es weit besser, die Krankheit in drei bis fünf Tagen im Bett zu überstehen, als – nach schneller Besserung – monatelang oder noch länger «halblebig» beziehungsweise nicht gesund zu sein.

Unterstützen kann man die eigene Wärmebildung durch Trinken von *heißer Zitrone,* der *Melissengeist* oder *Carmol®* zugesetzt werden können.

Zur Vorbeugung gegen Grippe haben sich seit alters her natürliche Vitamin-C-Quellen bewährt, wie *Zitrone, Sanddorn-Elixier* und *-Saft* oder *Acerola* (aus einer außerordentlich Vitamin-C-reichen Kirsche). In gefährdeten Zeiten sind Wärmeschutz und Wärmeanwendungen, zum Beispiel Sauna, ratsam.

Medikamentös kann man die Abwehrkräfte verstärken durch umstimmende Maßnahmen, wie sie in verschiedenen Kombinationsmedikamenten vorliegen, zum Beispiel *Esberitox®, Cefasept®, Metavirulent®, Resplant®, Contramutan®.* Diese genannten Präparate können auch nach einer überstandenen Grippe genommen werden, um die Rekonvaleszenz anzuregen.

Eines der wirksamsten homöopathischen Medikamente bei Beginn grippaler Erkrankungen, Erkältungen, Fieber und so weiter, ist *Aconitum napellus.* Man kann es in der Potenz *D4,* stündlich 5 Tropfen, geben oder noch besser in einer homöopathischen Mischung, wie zum Beispiel *Infludo®* oder *Nisylen®,* die man nach Vorschrift, am Anfang stündlich, verabreicht. Bei den häufig vorhandenen Kopf- und Gliederschmerzen wirkt besonders *Gelsemium D4* oder *D6,* das auch im Nisylen enthalten ist.

Fast vergessen ist heute der sogenannte *Bier'sche Tropfen* (eingeführt von Prof. Bier; Anfang des Jahrhunderts einer der bedeutendsten Chirurgen; Befürworter der Homöopathie und Naturheilkunde). Man gibt einen (!) Tropfen der käuflichen *Jod-Tinktur* in ein Glas Wasser und trinkt dieses schluckweise im Laufe von einigen Stunden. Damit ist es in den meisten Fällen möglich, eine beginnende Grippe bzw. Erkältung abzufangen, indem durch diese Maßnahme die körpereigene Abwehr angeregt wird. Es handelt sich dabei nicht etwa um eine Desinfektion. Deshalb kommen hierbei auch irgendwelche «Ersatzpräparate» nicht in Frage, sondern nur die einfache Jod-Tinktur.

Infludo® ist bei jeder Art von Grippe angezeigt. Es ist ein homöopathisches Kombinationspräparat, das auf breiter Basis die Heilungsvorgänge und Reaktionen des ganzen Organismus unterstützt. Man gibt möglichst bei dem ersten Krankheitszeichen stündlich 7 bis 10 Tropfen (oder 50 Tropfen auf ½ Glas Wasser, das man schluckweise in etwa 5 Stunden trinkt). Beim Abklingen der Krankheit werden die Gaben seltener, schließlich nur noch 3× täglich, bis zur Genesung verabreicht. Bei manchen Menschen wirkt die Anregung durch *Infludo®* zu stark, so daß sie sich erregt und schlaflos fühlen. In diesen Fällen sollten *Ferrum phosphoricum comp. Streukügelchen* bevorzugt werden, die besonders auch bei Kindern angezeigt sind. Je nach Alter gibt man stündlich 10 bis 15 Kügelchen. Ähnlich zusammengesetzt ist *Nisylen*, das besonders bei den bei Grippe häufig vorhandenen Kopfschmerzen wirksam ist. Auch *Gripp-Heel®*, *Gripps®*-Tropfen, *Metavirulent®*, *Influtruw®* und andere sind ähnlich zusammengesetzt und entsprechend anzuwenden.

Auf dieser Grundlage beruhen auch die Zäpfchen für Kinder, wie *Viburcol®*, *Belladonna*, *Chamomilla comp.*, *Aconitum/China comp.*, *Esberitox®*-Zäpfchen und andere. Diese enthalten keine direkt fiebersenkenden chemischen Substanzen. Sie unterdrücken das Fieber nicht, sondern unterstützen die Heilungsvorgänge des Organismus. Sie können täglich oder mehrmals täglich angewandt werden. *Holunderblütentee*, dem man zweckmäßig frisch gepreßten Zitronensaft zusetzt, auch die Zugabe von *Melissengeist*, 15 bis 20 Tropfen, unterstützt die Behandlung. Der Tee kann nach Belieben mit Zucker, besser mit Honig gesüßt werden.

Bei Neigung zu häufigen Grippe-Erkrankungen sind umstimmende Maßnahmen nötig. Mitunter kann bereits eine Einschränkung der heute zumeist übermäßigen Eiweißzufuhr hilfreich sein. Außerdem ist hierbei *Frischkost* nötig[18] (nicht zu verwechseln mit Rohkost, bei der die gesamte Nahrung roh verzehrt wird). Dabei wird ein Teil der Nahrung ungekocht gegessen, z. B. ein Teil des Gemüses als Salat. Außerdem werden 2–3 Eßlöffel Körner (Weizen, Gerste, Hafer allein oder in Mischung) *frisch* (also nicht «auf Vorrat») gemahlen, mit Wasser ca. 12 Stunden eingeweicht und dann mit Äpfeln, Banane statt Zucker, Früchten der Jahreszeit und Sahne als Müsli gegessen.

Die erwähnten Wärmeanwendungen (heiße Bäder, Sauna, Schwitzen) können hierzu die Grundlage bilden. Auch medizinische Bäder sind dabei oft angezigt, d. h. Bäder, die durch Zusätze wie ein Medikament wirken. Zur Anregung der Wärmebildung kommt *Rosmarin-Bademilch* in Betracht, bei Neigung zu Bronchitis, Schnupfen u. ä., *Mabex®-Latschenkiefer-Extrakt* oder bei Kindern *So-La-Bad®*.

Nach einiger Zeit und in der Zwischenzeit ist eine Abhärtung, das heißt ein Training durch Anwendung von kaltem Wasser, nötig (s. S. 26).

Die Ursachen häufiger Grippeerkrankungen können sehr vielseitig sein und liegen oft in einer nicht ausgeheilten akuten Krankheit, einer dauernden, besonders nervlichen Überlastung, falscher Ernährung oder in der Konstitution begründet. Dieses herauszufinden, ist Sache des Arztes. Sehr häufig liegt eine Abwehr- bzw. Immunschwäche vor, die ihrerseits verschiedene Ursachen haben kann. In jedem Fall ist eine Vollwertkost anzuraten. Ganz allgemein kann man diese auch medikamentös angehen.

An Medikamenten haben sich hierbei bewährt: *Echinacin®*, von dem man 3× täglich 20 Tropfen über 2 bis 3 Monate gibt. Ein entsprechendes Präparat ist *Echinatruw*® (in der Schweiz: *Echinacea 30%*). Bei akuter Gefährdung empfiehlt sich der Übergang auf *Esberitox*®, von dem man mehrmals täglich 20 Tropfen oder 1 Tablette nimmt (ähnlich zusammengesetzt sind *Pascotox*® und *toxi-loges*®).

Unterstützende Maßnahmen können notwendig sein, sie sind unter den Stichworten Husten – Bronchitis und Schnupfen verzeichnet (s. S. 37, 82).

Frauenkrankheiten

Aus der Vielzahl von Störungen mit ihren verschiedenartigen Ursachen, die sonst ärztlicher Behandlung bedürfen, seien nur einige genannt. Auf jeden Fall ist auch bei der gesunden Frau regelmäßig ärztliche Kontrolle ratsam.

Periodenstörungen

Ein grundsätzliches Heilmittel, das die rhythmischen Vorgänge harmonisiert, ohne zu unterdrücken oder zu erzwingen, ist das aus verschiedenen Pflanzen hergestellte *Menodoron®*. Man nimmt es kurmäßig für mindestens 3 Monate 3 × täglich 10 bis 15 Tropfen, jedoch nicht während der Periode. Dadurch wird nicht nur ein regelmäßiger Zyklus erreicht, sondern zumeist werden auch die damit verbundenen Beschwerden gemildert.

Handelt es sich um eine Störung in der zweiten Phase des Zyklus (gestörte Bildung des Gelbkörperhormones) mit übermäßiger und zu häufiger Blutung, so ist *Agnolyt* hilfreich, ein Präparat aus den Früchten der Pflanze Mönchspfeffer. – Liegt dagegen die Störung in der ersten Phase des Zyklus (mangelnde Östrogenbildung), so daß Periodenkrämpfe, Störungen vor allem in der Pubertät und in den Wechseljahren auftreten, bis hin zu seelischen Verstimmungen, so ist z. B. *Remifemin* angezeigt, ein Präparat aus der Wurzel des Wanzenkrautes (in der Schweiz: *Femicin*). Dieses ist auch homöopathisch wirksam: Cimicifuga D3, D6, 3×8 Tropfen.

Beschwerden *vor* der Periode wie Verquellungen, Spannungen in den Brüsten, Migräne zu dieser Zeit, evtl. Ausfluß, sprechen gut an auf *Mastodynon*. Die Dosierungen sind den jeweiligen Packungen beigegeben.

Periodenkrämpfe (Dysmenorrhoe)

In den Zwischenzeiten nimmt man *Menodoron*® (s. o.), bei Beginn der Periode mehrmals täglich 10 bis 15 Kügelchen *Belladonna/Chamomilla*. Diese können im stündlichen Wechsel gegeben werden mit *Potentilla anserina D2*.

Ausfluß (Fluor albus)

Hier muß die Ursache geklärt werden, da eine örtliche Behandlung allein kaum zum Ziel führt. Mitunter liegt diesem Leiden eine falsch verstandene Hygiene zugrunde, zum Beispiel Spülungen mit unverträglichen Flüssigkeiten.

Wechseljahre (Klimakterium)

Die Umstellung geht oft mit Wallungen einher. Bei diesen ist das homöopathische Mischpräparat *Klimaktoplant*® oft hilfreich, wenn 3× täglich 1 bis 2 Tabl. für ca. 3 Monate genommen werden. Je nach dem Konstitutionstyp sind noch *Ovarium comp.*, 3× eine Messerspitze, oder *Sepia comp.*, 3× 10 Tropfen, angezeigt. Außerdem sei noch auf die bereits oben genannten Cimicifuga-Präparate hingewiesen: *Remifemin* (Schweiz: *Femicin*).
Es ist bekannt, daß seelische Erregungen, Überanstrengung, aber auch entsprechender Kaffee- oder Teegenuß die Beschwerden verstärken. Ähnlich wirkt Salz. Die Einnahme dieser Dinge sollte deshalb reduziert werden.

Schwangerschaft

Eine ausführliche Darstellung über das Verhalten, die Ernährung und die Beschwerden während der Schwangerschaft findet sich in: Dr. Wilhelm zur Linden «Geburt und Kindheit», in der Kurzfassung dieses Buches «Dein Kind, sein Werden und Gedeihen» und in Göbel/Glöckler «Kindersprechstunde»[9].

Bei **Übelkeit und Erbrechen:** *Nausyn*®, mehrmals täglich 1 Tablette während 2 bis 4 Wochen.

Zur Anregung des mütterlichen und kindlichen **Kalkhaushaltes:** *Weleda Aufbaukalk 1* und *2;* vom 4. Monat an morgens 1 Messerspitze Nr. 1, abends 1 Messerspitze Nr. 2.

Bei **Krampfadern** und **Venenstauungen** (S. 68): *Weleda Hauttonikum* (in der Schweiz: *Venentonicum*), 1- bis 2× täglich leicht streichend, besonders auf die Unterschenkel, auftragen. Innerlich: Kastanienpräparate wie *Venostasin*®, Bäder mit Kastanienbad. Bei nächtlichen Wadenkrämpfen: abends oder mehrmals am Tag 1 Messerspitze *Olivenit D6*.

Vorbeugung der Hautstreifen (Striae): Intensive Hautpflege mit *Hautfunktionsöl* (Massageöl).

Milchbildung: Zur Anregung der Milchbildung haben sich der *Weleda Milchbildungstee* und das Öl *Oleum lactagogum* bewährt. Man trinkt 1 bis 2 Tassen pro Tag beziehungsweise reibt 2× täglich die Brust mit dem Öl ein.

Während der Stillzeit soll die Mutter *Weleda Aufbaukalk 1* und *2* regelmäßig weiternehmen, ebenso *Schlehen-Elixier*.

Kinderpflege

Durch Jahrtausende hindurch wurde aus einem mütterlichen Instinkt heraus für die Kinder das Richtige getan. All dies wird heute in Frage gestellt oder ist bereits vergessen. Die Kinderpflege beginnt bereits während der Schwangerschaft. Sie ist zwar ein natürlicher Zustand, erfordert aber besondere Beachtung. Eine rauchende Mutter schädigt nicht nur sich, sondern auch das werdende Kind. Das gilt auch für Alkoholgenuß und andere Genußgifte. Um diese schädlichen Einwirkungen festzustellen, braucht man keine großangelegten Untersuchungen, sondern gesunden Menschenverstand.

Auch die Geburt ist ein natürlicher Vorgang. Je weniger in das Geschehen künstlich eingegriffen wird, um so besser ist es im allgemeinen für das Kind – selbstverständlich von Komplikationen abgesehen. Wenn zum Beispiel der Entbindungsraum zu kalt ist, dann bekommt das Kind einen Kälteschock, da es aus einer Umgebungstemperatur von 37° Celsius kommt. Das sollte man aus Einsicht soweit als möglich vermeiden.

Das tägliche Baden des Säuglings ist eine Unsitte der heutigen Zeit. Selbstverständlich muß der Säugling saubergehalten werden. Doch reicht ein Bad ein- bis zweimal in der Woche.

Nicht mehr bewiesen werden muß, daß das Stillen die beste Ernährung für das Kind ist. Auch die scheinbar vollkommen angepaßte Ernährung an die Muttermilch kann diese nicht ersetzen! Wenn eine künstliche Ernährung unumgänglich ist, dann empfiehlt es sich, diese so natürlich wie möglich anzustreben. Die beste Milch ist Demeter-Vorzugsmilch. Auch ist die handelsübliche pasteurisierte Milch der uperisierten H-Milch haushoch überlegen. Gänzlich abzulehnen für die Säuglingsernährung sind Kondensmilchprodukte. Sofern man auf Fertigpräparate angewiesen ist, sind Trockenmilchpräparate allen anderen in jedem Fall vorzuziehen.

Die Zubereitung einer trinkfertigen Nahrung mit Milch geschieht durch Zugabe von Getreideprodukten. Hier empfiehlt sich die Ernährung mit Demeter-Kindernahrung *Holle*. Trinkmenge und Zahl der Mahlzeiten sind auf den Packungen genau angegeben und abhängig vom Alter des Kindes. Ausführliche Anweisungen hierzu finden sich in den Büchern von zur Linden und Göbel/Glöckler (siehe Anm. 9).

Für die spätere Beikost und den Übergang auf die Kinderkost gilt ebenso wie für jede vollwertige Ernährung der Grundsatz, daß es das Leben ist, welches das Nahrungsmittel zum Lebensmittel macht. Je näher dieses dem Leben steht, das heißt, je frischer und unveränderter es ist, desto besser. Jede Art von Zubereitung sollte nicht dem Abtöten und Isolieren von Substanzen dienen, sondern dem Erhalten und Steigern der Lebenskräfte. Im allgemeinen kann man sagen, je stärker ein Lebensmittel chemisch verändert wird, desto wertloser wird es (s. S. 21 ff.).

Zur richtigen Kinderpflege gehört der richtige Umgang mit dem Kind. Dieses ist kein kleiner Erwachsener, sondern seinem Wesen nach ganz anders. Das Kleinkind lebt völlig in der Nachahmung. Viel bedeutsamer als Belehrungen sind die Handlungen, die der Erwachsene ausführt. Sie werden bis zum siebten Lebensjahr vom Kind unmittelbar aufgenommen und reproduziert.

In der Entwicklung des Kindes können Störungen auftreten, wie zum Beispiel Rachitis (englische Krankheit). Diese wird heute, auch vorbeugend, mit dem sogenannten Vitamin D behandelt. Es hat sich jedoch gezeigt, daß dieses «Vitamin» in Wirklichkeit ein Hormon ist und keineswegs so harmlos ist wie andere Vitamine. Vitamin D bewirkt eine Anregung der Verkalkung und kann deshalb die Rachitis beseitigen. Wenn das Kind jedoch nicht rachitisch ist, es also diese Substanz nicht benötigt, dann wirkt sie trotzdem, eben im Sinne einer übermäßigen Verhärtung.

Ausreichende Lichtzufuhr für das Kind ist eine biologische Vorbeugung gegen Rachitis. In den meisten Fällen ist diese auch durch den blauen Himmel schon gegeben. Es wurden besondere homöopathische Präparate erarbeitet, die dem Kind einen weitgehenden Schutz gegen Rachitis verleihen können.

Diese sind *Apatit/Phosphorus comp.* und *Conchae/Quercus comp.*. mit der Zusatzbezeichnung *S* für Säuglinge bis zum 8. Monat bzw. *K* für Kleinkinder. Man gibt am Morgen 1- oder 2× 5 Tropfen von *Apatit/Phosphorus comp.* mit Wasser und abends 1 oder 2 Messerspitzen von dem Pulver *Conchae/Quercus comp.*

Die beiden Präparate garantieren keinen völligen Schutz gegen die Rachitis, deshalb sollte das Kind in ärztlicher Kontrolle sein.

Eine nicht seltene Erscheinung bei kleinen Kindern ist das *nächtliche Aufschrecken.* Zumeist ein bis zwei Stunden nach dem Schlafengehen schreien die Kinder ohne einen ersichtlichen Grund. Oft erkennen sie auch die Eltern nicht wieder. Diese an sich harmlose Erscheinung kann aber über Wochen oder Jahre immer wieder auftreten. In den meisten Fällen hilft hier das pflanzliche Heilmittel *Bryophyllum Argento cultum D2* (in der Schweiz: *Argentum per Bryophyllum 1 %),* von dem man abends 1- oder 2×5 Tropfen mit etwas Wasser gibt. In anderen Fällen, insbesondere, wenn es sich mehr um Nachtwandeln handelt, wirkt *Stramonium D15,* abends 5 bis 10 Tropfen. Die üblichen Beruhigungs- oder Schlafmittel sind wirkungslos und auch nicht angezeigt!

Kinderkrankheiten

Unter Kinderkrankheiten versteht man jene Krankheiten, die mit hohem Fieber (s. S. 42) und einem roten Hautausschlag einhergehen, also vor allem Masern, Scharlach und Röteln. Sie haben einen tiefen Sinn für die gesamte Entwicklung des Menschen, nicht nur im Sinne einer Anregung der Abwehr und Stärkung des Immunsystems, sondern auch als geistig-seelischer Entwicklungsschritt[10]. Früher wußte jede Mutter, was in diesen Fällen zu tun ist. Für eine biologische Behandlung gilt, daß man alle überflüssigen Maßnahmen vermeidet. Niemals sollte das Fieber gewaltsam gesenkt werden. Steigt das Fieber sehr hoch an, so genügen in den meisten Fällen *Wadenwickel* mit zimmerwarmem Wasser, eventuell Zusatz von etwas Essig oder Zitrone. Sollten diese nicht ausreichen, macht man nach einigen Stunden einen *Leibwickel* im selben Sinne[8]. Keinesfalls bei noch niedrigem Fieber oder «vorbeugend». Als Diät verabreicht man Obstsäfte oder frisches Obst.

Anstelle von Fieberzäpfchen, die auf chemischem Wege das Fieber senken, verabreicht man die auf homöopathischer Basis wirkenden *Aconitum/China comp., Suppos.* für Kinder und Glob. (Wala) (in der Schweiz: *Chamomilla comp., Supp.*) oder *Viburcol®* *Zäpfchen.* Diese senken das Fieber nicht im üblichen Sinne, sondern regen den Organismus an zur Steigerung der Abwehr. Zusätzliche geeignete homöopathische Medikamente richten sich weniger nach der Krankheit als dem Zustand des Patienten. Dieser erfordert bei Masern häufig *Aconitum napellus D4,* bei Scharlach eher *Belladonna D4,* jeweils 5× täglich 5 Tropfen in etwas Flüssigkeit.

Die gefürchteten Komplikationen, vor allem bei Masern, werden besonders durch unzweckmäßige Maßnahmen (Fiebersenkung!)

begünstigt. In seltenen Fällen kann es zu einem Fieberkrampf kommen. Dieser sieht zwar dramatisch aus, ist aber in den meisten Fällen bereits vorbei, wenn der eilig herbeigerufene Arzt erscheint. Solche Krämpfe können *während* des Fieberanstieges auftreten, nicht mehr auf der Höhe des Fiebers. Deshalb sind fiebersenkende Maßnahmen in diesen Fällen unzweckmäßig. Sollte allerdings ein Fieberkrampf längere Zeit bestehen oder sich wiederholen, so liegt eine verstärkte Krampfbereitschaft vor, die ärztlich abgeklärt werden muß.

Blutarmut (Anämie)

Die Blutarmut selbst ist ein Symptom, das heißt eine Äußerung einer Krankheit, aber nicht die Krankheit selbst. Da verschiedene Ursachen vorliegen können, müssen diese angegangen werden. Sie festzustellen ist Sache des Arztes.

Nicht jeder blasse Mensch ist blutarm! Dies gilt auch für Kinder, die aus ganz anderen Gründen «bleichsüchtig» aussehen mögen und doch nicht blutarm sind.

Häufig, aber nicht immer, ist die Blutarmut Ausdruck von Eisenmangel. In diesem Falle muß natürlich Eisen zugeführt werden. So kann übermäßiger Blutverlust zu solch einer Eisenmangelanämie führen. Es gibt heute eine große Zahl von Eisenpräparaten, die alle ähnlich zusammengesetzt sind und in diesen Fällen genommen werden können. Es handelt sich dabei nahezu immer um organische Eisenverbindungen, zum Teil mit Zusätzen von Vitaminen und anderem.

Es kann jedoch sein, daß Eisenpräparate nicht oder nur vorübergehend wirksam sind. Dann kann zum Beispiel im Organismus eine Schwäche vorliegen, das Eisen aufzunehmen, richtig zu verarbeiten oder zu behalten. In diesen Fällen hilft natürlich die reine Zufuhr von Eisen nicht. Vielmehr sollte dabei der Organismus angeregt werden, mit dem Eisen richtig umzugehen. Dies kann zum Beispiel durch Spinat geschehen. Häufig wird der Einwand erhoben, Spinat enthalte zu wenig Eisen und sei deshalb für die Behandlung von Eisenmangelzuständen ungeeignet. Tatsächlich ist der Eisengehalt von Spinat relativ gering. Darauf kommt es jedoch nicht allein an. Der Genuß von Spinat fördert die Aufnahme von Eisen und dessen Verarbeitung. Besonders wirksam ist Spinat, wenn man ihm ein Drittel frische Brennesselblätter zusetzt. Diese wirken sich geschmacklich kaum aus, wirken aber hervorragend unterstützend auf den Eisenstoffwechsel. Ähnliche Wirkungen kann man erzielen durch regelmäßiges Trinken von *Brennesselblättertee,* der besonders im Frühjahr die aufbauenden Prozesse ausgezeichnet anregt. Eine Verbesserung des Geschmacks und auch der Wirkung kann man erzielen durch Mischung mit *Pfefferminze* und *Zitronenmelisse.*

Bei der Beurteilung der Blutarmut muß man berücksichtigen, daß es Menschen gibt, die konstitutionell geringere Eisenmengen im Blut haben und auch benötigen. Insbesondere sind dies die Frauen. Dieser Unterschied beruht nicht auf dem monatlichen Blutverlust. Der Unterschied im Eisengehalt zum männlichen Organismus läßt sich auch durch übergroße Eisengaben nicht ausgleichen. Dies ist vielmehr ein Merkmal der ganzen weiblichen Organisation, wobei besonders blonde bzw. rotblonde Konstitutionen betroffen sind.

Auch Kinder haben in ihrem Organismus relativ weniger Eisen als Erwachsene. Ein Hinweis auf einen wirklichen Mangelzustand können unter anderem schlechtes Gedeihen, Appetitlosigkeit, Antriebsmangel und ähnliche Symptome sein. Hier ist dann ein Brennesselpräparat hilfreich, das mit Eisen gedüngt wurde, nämlich *Urtica dioica, Ferro culta D2* (in der Schweiz: *Ferrum per Urticam 1 %*), von dem man 3× 5 bis 10 Tropfen, je nach Alter des Kindes, gibt. Nach ca. 4 Wochen gibt man *Enzian-Anaemo-*

doron® (in der Schweiz: *Anaemodoron/Gentiana lutea D2 aa*), 3× 10 bis 12 Tropfen täglich. Auch hier ist es nicht das Eisen als solches, sondern die Anregung der Eisenverwertung, worauf es ankommt.

Selbstverständlich spielt dabei die Ernährung eine wesentliche Rolle. So ist Vollkornbrot reich an Mineralien und Eisen, während Weißbrot nicht ausreichende Mengen davon enthält. – Säuren begünstigen die Eisenaufnahme, weshalb Blutarme häufig ein Bedürfnis nach Zitrone oder Essig haben.

Hauterkrankungen

«Die Haut ist ein Spiegel des Innenlebens» – dieser Satz ist ein alter Spruch, den früher jeder Arzt kannte. Das Erröten vor Scham und Erbleichen vor Schreck zeigen offensichtlich, wie die Seele sich in der Haut spiegelt. Auch das Wort «Ausschlag» bezeichnet noch die richtige Empfindung, daß aus dem Inneren etwas nach außen schlägt. Genau dasselbe besagt das lateinische Wort Ekzem.

So können sich gestörte Organfunktionen an der Haut äußern. Bekannt ist das wechselseitige Auftreten bestimmter Ausschläge mit Leberstörungen, wobei bezeichnenderweise der Ausschlag auftritt, wenn die Leber scheinbar «in Ordnung» ist und umgekehrt! Verschwindet der Ausschlag, hat der Patient Leber- bzw. Stoffwechselbeschwerden. Es ist die Kunst des Arztes herauszufinden, welche Organfunktion bei welcher Hauterkrankung gestört ist, was nicht nur sehr schwer, sondern u. U. unmöglich ist, wegen der Vielfalt der Einflüsse. Die Haut hat ja auch eine Schutzfunktion gegenüber äußeren Einwirkungen, die sie abwehren muß. Auch von daher können «Hautkrankheiten» kommen, die aber eigentlich nur Reaktionen sind, die sich auf der Haut äußern. Dies ist besonders bei Allergien der Fall. Schließlich gibt es auch Bildungsstörungen der Haut selbst, die nicht von inneren oder äußeren Einflüssen abhängen.

Da es sich in vielen Fällen um Stoffwechselstörungen handelt, muß von da aus angegangen werden. Deshalb ist von wesentlichem Einfluß die Ernährung – auch wenn darauf heute bei Hautkrankheiten so gut wie keine Rücksicht genommen wird. So kann z. B. übermäßiger Fleisch- bzw. Eiweißgenuß, besonders Schweinefleisch, Entzündlichkeiten und Eiterungen verstärken; während ausschließliche Rohkost ohne Eiweiß für etwa vier Wochen die Eiterungen verschwinden läßt. Salz führt immer zu einer stärkeren Quellung des Gewebes. Diese, und vor allem Juckreiz, reagieren oft prompt auf vollständigen Salzentzug. Da die meisten Nahrungsmittel relativ viel Salz enthalten (Brot, besonders Hartkäse, Fisch und fette Speisen), bedeutet ein vollständiger Salzverzicht auch eine seelische Belastung.

Bei manchen Hautkrankheiten liegt eine Unverträglichkeit von bestimmten Nahrungssubstanzen vor, wobei häufig Milch und Milchprodukte als Ursache gefunden werden, während vollständiges Weglassen (außer Butter) oft eindrucksvolle Besserungen bringt. Dies sind nur einige Beispiele für die weitgehend unausgeschöpften diätetischen Möglichkeiten bei Hautkrankheiten.

Was die *äußere* Anwendung anbetrifft, so gilt auch heute noch die alte Regel, daß feuchte Ausschläge feucht behandelt werden müssen, z. B. durch lauwarme Umschläge mit Zusatz von *Calendula-Essenz*. Rascher und abdichtend wirken oft Umschläge mit Eichenrindenabkochungen. Von der Eichenrinde werden 2 bis 3 Eßlöffel in 1 Liter Wasser kurz gekocht und damit Umschläge gemacht (*Präparat: Eichenrindenextrakt naturrein*). Nach ca. ½ Stunde erneuern. Das Umschlagmaterial wird braun gefärbt, was nicht auswaschbar ist. Nicht färbend ist *Tannolact®*, das synthetische Gerbsäure enthält. Beruhigende Salben sind bei Reizungen und Entzündungen z. B. *Fissan Lebertranpaste* 20 %ig oder *Linola®*; *Kamillosan®* ist eine Salbe auf Kamillenbasis.

Mitunter verträgt die Haut keine Seife oder alkalische Waschmittel. Wenn es in diesen Fällen zu Ausschlägen kommt, ist *Pasta Lactisol* zu empfehlen, ein Sauermilchmolkenkonzentrat, das als Umschlag oder Zusatz zu Bädern angewandt wird; es stellt die normalen Säureverhältnisse der Haut wieder her.

Als allgemeine Hautpflegemittel auf pflanzlicher Basis sei noch *Befelka®-Öl* genannt (die gleichnamige Tinktur zum innerlichen

Gebrauch), ferner als fettfreie Zubereitung *Retterspitzgelee*. Verschiedene Mineralien neben anderen Wirkstoffen bilden die Grundlage für *Gelum®-L*.

Für den innerlichen Gebrauch kommt bei feuchten Ausschlägen (auch Bläschenbildung) das Trinken von Ackerschachtelhalmtee in Betracht (der gekocht werden muß!), oder innerlich in homöopathischer Zubereitung: *Equisetum D4* oder – bei chronischeren Fällen – D 15.

Trockene Ausschläge erfordern meist eine Salbenbehandlung. Öl trocknet im allgemeinen auch aus (!), deshalb sind Salben, die zugleich eine wäßrige Grundlage enthalten, besser.

Es versteht sich, daß gerade trockene chronische Ekzeme einer längeren Behandlung bedürfen, die auch Ernährung (s. oben) und Darmpflege (s. S. 76 ff.), d. h. Umstimmung des Stoffwechsels einschließt.

Eine Basisbehandlung stellt die Salbe *Calendula-Stibium®* dar. Ferner sind in diesen Fällen angezeigt *Linola®* oder *Lipo Cordes®*. Als Badezusatz ist zu empfehlen *Ölbad Cordes®*, um eine Rückfettung nach dem Bad zu erzielen.

Akne

Hierbei handelt es sich um eine Stoffwechselstörung, die hormonell ausgelöst wird, daher vor allem das Auftreten in der Pubertät. Diätetisch: Vorübergehend (d. h. für einige Wochen!) vollständiges Weglassen von Schokolade, Süßigkeiten, Fleisch und Eiern. Wenig Fett! Keine gehärteten Fette (Margarine). Auch späterhin kein Schweinefleisch, wenig Zucker. Am besten eine Kur für einige Wochen auf der Basis von Gerste und Hirse, die in verschiedenster Weise zubereitet werden können. Waschen mit warmem, am besten abgekochten Wasser und Verwendung von Schwefelseife.

Zur äußeren Anwendung gibt es mehrere bewährte Präparate, die zumeist auf der Basis von Schwefel sind, z. B. *Schwefel-Diasporal®* oder auf der Basis von Ichthyol, einem natürlichen Schieferöl, z. B. *Aknichthol®*. Zum Waschen *Dermichthol®*.
Zur inneren Anwendung z. B. *Ichthraletten®*-Dragees oder *Mederma®*, ferner verschiedene Hefepräparate, am einfachsten Bäckerhefe.
Da sich die äußere und innere Anwendung ergänzen sollten, gibt es Kombinationspräparate auf dem Markt wie die *Akne-Kur®* (Wala) oder *Akne-Medice®*-Kombipackung.

Verbrennung s. S. 112.

Milchschorf

Eine Erkrankung im Säuglingsalter. Oft, aber nicht immer, liegt eine Unverträglichkeit von Kuhmilch vor, so daß vorübergehend auf milchfreie Präparate übergegangen werden sollte (z. B. Sojaprodukte, Mandelmilch). Hilfreich sind feuchte Aufschläge mit Tee aus dem wildwachsenden Stiefmütterchen. Innerlich: *Dermatodoron®*, 3× 5 bis 10 Tropfen.

Furunkulose s. Abszeß S. 35.

Neurodermitis

Wie der Name bereits sagt, liegen vielfältige «nervöse» Einflüsse vor. Es handelt sich um ein komplexes Krankheitsbild, bei dem auch eine allergische Komponente eine wesentliche Rolle spielt. Deshalb kann diese Krankheit auch nach einem Milchschorf eintreten oder im Wechsel mit Asthma. Eine Behandlung mit Salben kann zwar Besserung erbringen, wird jedoch niemals die Krankheit ausheilen. Wesentlich ist nicht nur der Verzicht auf ein Allergen (häufig Milchprodukte), sondern vor allem der Abbau von Spannungen, wobei bei Kindern auch die Eltern mit einbezogen werden müssen. Das Finden des geeigneten Medikamentes ist eine Kunst.

Allergischer Hautausschlag

Ausschalten des unverträglichen Reizes. Evtl. Umstellung der Ernährung. Auf Darmpflege achten. Eine entzündungshemmende und juckreizstillende Salbe ist *Cardiospermum*. Grundlage ist eine tropische Schlingpflanze.

Fußpilz

Pilzerkrankungen können nicht nur die Fußnägel, sondern auch die Fingernägel und die Haut befallen. Zur direkten Bekämpfung bzw. Abtötung der Pilze gibt es eine Unzahl von Präparaten, die jedoch die Grundlage, d. h. den Nährboden nicht berücksichtigen. Diese Grundlage, auf der die Pilze überhaupt nur gedeihen können, ist ein partielles Absterben dieser Grenzflächen zwischen Innenwelt und Umwelt. Anregung des Gewebes und Schutz zugleich bieten z. B. verschiedene Fettsäuren, evtl. in Kombination z. B. mit Jod. Präparate zur äußeren Anwendung sind z. B. *Fungichthol*® und *Siccosept*® oder *Kytta-Nagelsalbe*®.

Herpes (Fieberbläschen)

Bei Fieber oder Viruserkrankungen treten oft an den Lippen Bläschen auf, die an sich harmlos sind und nach wenigen Tagen vollständig abheilen.

Sofern diese häufiger und unabhängig von Fieber auftreten, kann man sie verhindern, wenn man sofort bei den ersten Anzeichen *Cantharis D10* halbstündlich ca. 7 Tropfen nimmt. Zur äußerlichen Anwendung: *Lomoherpan®*, das auf der Basis von Melisse hergestellt ist.

Herz und Kreislauf

Herzbeschwerden

Unbedingt nötig ist die ärztliche Klärung der Ursachen.

Bei Herzschwäche von älteren Menschen hat sich *Weißdorn* in entsprechenden Präparaten bewährt wie *Crataegutt®*, *Crataegus Tropfen* oder *Tabletten* (in der Schweiz: *Crataegus Zyma, Crataegus 20 %, Tabl.*), *Oxacant®*, *Esbericard®*, *Schoenenbergers Weißdornsaft* und andere.

Bei Herzstechen ohne organische Ursachen: *Spigelia anthelmia D4*, 3× 7 Tropfen.

Bei sogenannten nervösen Herzbeschwerden, wie sie nach Überforderungen oder nach Krankheiten auftreten können, hat sich *Aurocard* bewährt.

Cardiodoron® mite (in der Schweiz: *Onopordon comp. mite*) ist ein Basismittel, das die Herzfunktion und den Kreislauf in gesunder Harmonie hält und daher schweren Herzerkrankungen vorbeugt. 3× täglich 15 Tropfen vor dem Essen.

Als Kombinationspräparate bei Herzschwäche kommen in Betracht *Korodin®*, *Goldtropfen-Hetterich®*, *Aurocard®*, *Guttacor®* und ähnliches. Dosierung wie auf den Packungen angegeben.

Angina pectoris (Herzenge) erfordert ärztliche Behandlung und Kontrolle! Unterstützend haben sich die Armbäder bewährt wie sie auf Seite 26 beschrieben sind. Ein Basismedikament ist der *Weißdorn* (entsprechende Präparate siehe oben), ebenso Magnesium, z. B. *Magnes. phosphor. D3*, längere Zeit 3× 1 Messerspitze bzw. Tablette.

Kreislaufstörungen

Ein zu niedriger oder ein zu hoher Blutdruck können zu unangenehmen oder bedrohlichen Allgemeinstörungen führen.

Zu niedriger Blutdruck (Hypotonie)
Morgendliche Abwaschungen mit *Rosmarin-Bademilch,* einige Tropfen ins Waschwasser oder auf den feuchten Waschlappen; Rosmarin-Bäder; mehr Salz zum Essen geben; richtig dosierte körperliche Anstrengungen, das heißt langsam sich steigerndes körperliches Training; *Cardibisana,* 3 × 1 Teelöffel, *Spartiol* 3 × 20 Tropfen.
Die Begleit-Beschwerden, wie Müdigkeit, Neigung zu Ohnmacht, sind im allgemeinen harmlos. Menschen mit niedrigem Blutdruck erreichen meistens ein höheres Alter als solche mit hohem Blutdruck.

Hochdruckkrankheit, zu hoher Blutdruck (Hypertonie)
Viele Menschen haben heutzutage einen erhöhten Blutdruck, ohne es zu wissen, ja sie fühlen sich gerade dadurch sehr aktiv und leistungsfähig. Dies gilt jedoch nur für die erste Zeit. Später – zum Teil erst nach Jahren – treten dann die lebensbedrohlichen Folgezustände auf wie Kopfdruck, Schrumpfniere, Schlaflosigkeit, Schlaganfall. Um diesen vorzubeugen ist es ratsam, den Blutdruck kontrollieren zu lassen und rechtzeitig einige Lebensgewohnheiten zu ändern: salzarme Kost, Begrenzung der Eiweißzufuhr, möglichst vegetarische Ernährung, leichte, aber regelmäßige körperliche Tätigkeit, allgemeine seelische Hygiene, das heißt, lernen «abzuschalten». Bewußtes Schaffen von Ruhepausen, die mit anderem als den üblichen Tagesinhalten ausgefüllt sind (S. 13 f.).
Bei älteren Menschen kann eine Knoblauchkur sehr wirksam sein. Medikamentös kommen Präparate aus Mistel und Weißdorn in Frage. *Mistel-Pflanzensaft Kneipp®* oder *Viscysat®, Verus®-Tropfen, Antihypertonicum «Schuck»* und *Hypercard* sind bewährte

rein pflanzliche Kombinationspräparate. *Olivysat*® ist aus den Blättern des Oleanderbaumes gewonnen.

In früheren Zeiten wurden mit großem Erfolg bei Vollblütigen Aderlässe gemacht oder Blutegel gesetzt, doch wird dies heute kaum noch ausgeübt.

Ohnmacht

Bei längerem Stehen, bei schlechter Luft oder starken seelischen Erlebnissen können vor allem junge Menschen, besonders junge Frauen, ohnmächtig werden. Das ist meistens ein vorübergehender Kreislaufkollaps. Fast immer reicht als Sofortmaßnahme frische Luft und Abreiben der Stirn mit erfrischenden Gesichtswässern, wie *Kölnisch Wasser*, aus. Besser wirken *Rosmarin-Bademilch* oder *Melissengeist,* die man auf den Handflächen verteilt und einatmen läßt. Keinesfalls darf einem Bewußtlosen wegen der Gefahr des Verschluckens etwas zu trinken gegeben werden! Bei wiederkehrendem Bewußtsein, mehrmals 10 Tropfen *Cardiodoron*® mite (in der Schweiz: *Onopordon comp. mite*), auch zur Vorbeugung.

Krampfadern

Es handelt sich hierbei um krankhafte Erweiterungen der Venen, die das Blut von der Peripherie zum Herzen bringen. Dies ist einerseits ein Kreislaufproblem, aber auch eine Frage von Bindegewebsschwäche. Sogenannte Stützstrümpfe oder das Wickeln der Beine können ein Fortschreiten verhindern.

Für den inneren und äußeren Gebrauch gibt es eine Reihe ausgezeichneter pflanzlicher Präparate, die zumeist auf der Basis von Roßkastanienextrakten und Hamamelis (Virginischer Zauberstrauch) beide Ursachen angehen. Von diesen sollen genannt werden: *Venacton®*, *Salus Venentropfen, Venoplant®, Cefavenin®, Venostasin®, Aescosulf®*. Auf homöopathischer Basis sind die Präparate *Dränaven®, Venoselect®* und andere. Für den Dauergebrauch eignet sich auch der *Buchweizentee Fagorutin*. Dieses Präparat ist auch in Tabletten erhältlich.

Für die äußere Anwendung haben sich die Präparate *Weleda-Hauttonikum* (Lotio Pruni comp.) (in der Schweiz: *Venentonicum*) bewährt.

Häufig neigen einzelne Venen zu Entzündungen. Hier ist ärztliche Behandlung nötig. Nach Absprache können folgende Maßnahmen helfend wirken: das Wickeln der Beine ist angezeigt und bei Ruhe Umschläge mit *Borago 20 %*. Äußerlich, einen Teelöffel auf ¼ Liter lauwarmes Wasser. Sowohl die Salbe wie das fettfreie Gel von *Hirudoid®* haben sich bei der äußeren Anwendung vielfältig bewährt.

Wadenkrämpfe sind eine häufige Begleiterscheinung bei Durchblutungsstörungen der Beine und in der Schwangerschaft. Neben den pflanzlichen Präparaten, die unter Krampfadern genannt sind, wirkt hier besonders gut das homöopathische Präparat *Olivenit*

D6. Man gibt davon 3× 1 Messerspitze. Wesentlich wirksamer ist dasselbe Präparat als Injektion, die aber nur unter ärztlicher Behandlung angewendet werden sollte.

Hämorrhoiden

Hier ist vor allem auf weichen Stuhlgang zu achten.

Bewährte Zäpfchen sind: *Weleda Hämorrhoidalzäpfchen, Fissan®, Venostasin®* oder *Hametum®* Hämorrhoidalzäpfchen. Von diesen werden täglich 1 bis 2 nach der Stuhlentleerung in den Darm eingeführt.

Für innerlichen Gebrauch: *Duoform®-Dragees* 3x 3, *Aescosulf®* 3x 10 Tropfen oder eines der unter Krampfadern genannten Präparate.

Äußerlich: *Hamamelis comp.-Salbe, Hametum®-Salbe, Duoform®-Balsam. Ruscorectal®* (Salbe und Zäpfchen) enthält als wirksames Prinzip einen Extrakt aus der Pflanze Mäusedorn und ist besonders bei akuten Beschwerden (Entzündungen) angezeigt.

Leber-Galle-Erkrankungen

Von größter Bedeutung ist die Ernährung – trotz gegenteiliger moderner Behauptungen!
Eine schwere Leber- oder Galle-Erkrankung erfordert ärztliche Behandlung! Doch gibt es viele chronische Störungen, bei denen die folgenden Empfehlungen die ärztlichen Maßnahmen unterstützen können.[17]
Leber: Nur am Anfang Schonkost, das heißt leichte Kost, Graubrot, wenig Fett bis 60 Gramm Gesamtmenge, je nach Schwere der Erkrankung. Eher weniger essen. Keine gebratenen Speisen, kein Kaffee, kein Zucker! Milch am besten als Sauermilch oder Yoghurt. Quark ist in jeder Menge erlaubt. Zu jeder Mahlzeit wenig essen, aber 5 Mahlzeiten am Tag! Später Lockerung der Diät. Dann vor allem frisches Gemüse, Obst, keine Konserven. Ein Teil der Nahrung sollte aus Rohkost bestehen. Besonders zu empfehlen sind die sogenannten Salzgurken (nicht Essiggurken!) und andere milchsaure Produkte wie Sauermilch, Sauerkraut.
In akutem Stadium unbedingte Bettruhe, mindestens 1× täglich warme Umschläge auf die Leber, am besten als Schafgarbenwickel.
Das bestverträgliche und universellste Fett ist Butter oder Sahne. Diese sollten jedoch in sehr begrenzter Menge im Rahmen der Gesamtfettmenge angewendet werden. Es gibt allerdings Menschen, die besser Öl vertragen. Das ist individuell verschieden. Alle Fette sollten möglichst nicht erhitzt werden. Je höher und länger sie erhitzt werden, um so unverträglicher, ja gefährlicher werden sie. Deshalb sollten gebratene, frittierte, fettgebackene Speisen grundsätzlich von jedem Kranken gemieden werden.
Hepatodoron® als Basisbehandlung: 3× 1 bis 2 Tabletten vor dem Essen oder abends 3 bis 4 Tabletten für längere Zeit.

Besonders bewährt und rasch wirkend ist Mariendistel bzw. Präparate daraus wie Carduus Marianus 20 % (in der Schweiz: *Carduus Marianus D1*): 3× täglich 10 bis 20 Tropfen vor dem Essen. Junger Löwenzahn als Salat oder als Pflanzensaft (Reformhaus), *Hepar-Stannum D4* 3× 10 Tropfen vor dem Essen.

Galle: Diät: Kein Steinobst! Vorsicht mit Öl, Gebratenem und Röstprodukten. *Choleodoron®*, 3× 10 Tropfen nach dem Essen, über längeren Zeitraum; akut: 10 Tropfen in heißem Wasser, alle 20 Minuten. *Oxalis comp.* 3× 10 Tropfen vor dem Essen im Wechsel mit *Magnesium-phosphoricum D6 Dil.*. Bei drohender Kolik von jedem halbstündlich 8 bis 10 Tropfen. Ein pflanzliches Mischpräparat sind *Jecur-Dragees*.

Magen-Darm-Störungen

Akute Magenverstimmungen (verdorbener Magen)

Fasten! Leib warm halten, heißer Leibwickel[8].
Kamillentee, eventuell mit etwas Wermut-Zusatz trinken.
Beginn der Nahrungsaufnahme mit Haferbrei in Wasser gekocht.
Besonders wirksam sind alle Bittermittel, zum Beispiel *Gentiana lutea 5 %*, mehrmals 10 Tropfen.
Übelkeit, Brechreiz: *Nux vomica D4*, halbstündlich 5 Tropfen auf die Zunge geben. *Ipecacuanha D6*, eventuell im Wechsel mit *Nux vomica*.
Völlegefühl: Nach zu schweren oder unverträglichen Speisen: *Carvomin®* oder *Artemisia comp.*, mehrmals 10 Tropfen, am besten in heißem Wasser.
Bei «saurem Magen», Aufstoßen, Magendruck: *Amara-Tropfen* mehrmals täglich 7 bis 10 Tropfen.
Sodbrennen: Bei akuten Beschwerden viertelstündlich 10 Kügelchen *Robinia comp.* Bei chronischen Beschwerden: 3× täglich 10 Kügelchen vor dem Essen.

Chronische Magen- bzw. Verdauungsbeschwerden

bedürfen grundsätzlich der ärztlichen Abklärung. Mundgeruch kann ein Hinweis auf eine Magen-Darm-Störung sein (s. S. 79).
Bei sogenanntem *Reizmagen* kommen folgende Tees in Betracht: Tausendgüldenkraut, Wermut. Eine bewährte Mischung ist *Weleda Magentee* 2× täglich 1 Tasse, besser eine Menge von 2 Tassen schluckweise im Laufe des Tages trinken. *Amara-Tropfen*, mehrmals täglich 5 bis 7 Tropfen.

Verdauungsschwäche, Dyspepsie, Appetitlosigkeit

Richtiges Würzen kann hier schon eine Besserung bringen. Oft gibt noch das natürliche Empfinden die Richtung an. In erster Linie sind hierbei scharfe Gewürze zu nennen, wie Paprika, Curry und roter Pfeffer (Chili-Pfeffer, nicht schwarzer Pfeffer!). Diese, aber auch alle einheimischen Gewürze, wie Liebstöckel, Estragon, Basilikum, Thymian und viele andere[6], regen die innere Verdauung an, auch wenn eine schwache Leber beteiligt ist. Demgegenüber wirken Bitterstoffe (vor allem, wenn sie *vor* dem Essen genommen werden, als Apéritif) anregend auf die Magensekretion. Pikante Gewürze, wie mixed pickles und Senf, erleichtern besonders die Eiweißverdauung.

Salz hat mit allen diesen Dingen nichts zu tun! Es wirkt weder verdauungsfördernd noch appetitanregend, aber erhöht selbstverständlich ganz allgemein den Wohlgeschmack. Leider wird im allgemeinen mit «gut gewürzt» zu reichlich gesalzen verstanden. Ein guter Koch kommt mit wenig Salz aus! Sofern die Salzzufuhr begrenzt werden muß, zum Beispiel bei hohem Blutdruck oder Nierenerkrankungen, kann man Salz durch die erwähnten Gewürze weitgehend ersetzen beziehungsweise den Mangel ausgleichen.

Bei chronischen Beschwerden nimmt man kurmäßig *Digestodoron®* oder *Amara-Tropfen* 3× täglich 20 Tropfen vor dem Essen, ¼ Jahr lang. Zusätzlich für die akute Wirkung: *Gentiana lutea 5%, Artemisia comp.,* wie oben beschrieben.

Magen-Darm-Katarrh, Durchfall, Diarrhoe

Erbrechen beziehungsweise Durchfall und Appetitlosigkeit dienen zunächst der Reinigung des Magen-Darmkanals, sind also zumindest am Anfang sinnvoll. Danach beginnt man mit dem Essen von rohen, geriebenen Äpfeln ohne Zusatz, (als Fabrikpräparat: *Aplona*®) oder gekochten Möhren. Wesentlich ist es, Wärme auf den Leib zu bringen, am besten als Leibwickel[8], notfalls auch durch eine Wärmflasche oder entsprechendes.

Folgende Kohlepräparate können unbedenklich auch in größeren Mengen genommen werden. Sie dienen vor allem der Entgiftung, besonders bei Sommerdiarrhöen: *Birkenkohle comp.*, mehrmals täglich 1 Kapsel (in der Schweiz: *Carbo Betulae comp.*, 3–4 Tabletten). Ähnliche Präparate sind *Myrrhinil-Intest*®, *Carbo Königsfeld*® (Kaffeekohle).

Ein entsprechend rein pflanzliches Präparat aus Blutwurz und Kamille ist *Cefadiarrhon*® (Tropfen und Tabletten). Ein pflanzliches Mischpräparat ist *Enterosanol*®. Rasch wirkt auch *Uzara*® (Tropfen, Dragees), ein Extrakt aus einer afrikanischen Pflanze.

Bei zusätzlich vorhandener Kreislaufschwäche (kaltes Schwitzen): *Veratrum album D4,* stündlich 5 Tropfen. Diese Präparate sind aber nur für die akute Phase bestimmt.

Die Wahl des geeigneten homöopathischen Präparates richtet sich nach dem Erscheinungsbild. Ein homöopathisches Mischpräparat ist zum Beispiel *Diarrheel*®, von dem man bei akuten Beschwerden ¼stündlich, später 3× täglich 1 bis 2 Tabletten nimmt.

Auf vorbeugende Maßnahmen bei Reisen wird auf Seite 103 eingegangen.

Bei *Säuglingen* können Durchfälle wegen der Möglichkeit einer raschen Austrocknung lebensgefährlich sein! Auf jeden Fall sollte die übliche Flaschennahrung durch Tee (Kamille, eventuell auch Schwarztee) ersetzt werden, der nur dann mit Süßstoff gesüßt werden sollte, falls er ohne Süßen nicht genommen wird. Zucker oder gar Honig fördern die Gärung und den Durchfall und sind wegzulassen. Rascher Gewichtsverlust bei Säuglingen erfordert ärztliche Behandlung!

Blähungen

Diese sind meist Ausdruck einer Verdauungsschwäche oder ungeeigneter Ernährung. Selbstverständlich wird man unverträgliche Speisen nach Möglichkeit weglassen. Erfahrungsgemäß sind dies meistens Kohl- und Hülsenfrüchte, besonders Bohnen. Allerdings spielt bezüglich der Verträglichkeit die Düngung eine große Rolle, was beim Kohl leicht zu beobachten ist. Ein biologisch-dynamisch gezogener Kohl wird von empfindlichen Personen leichter vertragen als ein kunst- oder jauchegedüngter. Im übrigen weiß man seit Jahrhunderten, daß derselbe Kohl, in verarbeiteter Form, als Sauerkraut wesentlich besser verträglich ist. Auch der Zusatz von Kümmel zu allen Kohlsorten, so zeigt die Einsicht und Erfahrung, verbessert die Bekömmlichkeit. Beim Brot bedeuten Kümmel, Anis, Koriander und andere Gewürze ebenfalls eine Steigerung der Verträglichkeit. Häufig beruht eine «Unverträglichkeit» lediglich auf falscher Zusammensetzung. So können viele Speisen (zum Beispiel Vollkornbrot) durch die Beigabe von Zuckerprodukten Gärungen und Reizungen hervorrufen. Dasselbe gilt für süße Desserts.
Bei Säuglingen empfiehlt es sich, den Bauch mit *Calamus-Öl* oder *Fenchelöl* einzureiben.
Zur Behebung der Verdauungsschwäche sind die Maßnahmen geeignet, wie sie auf Seite 70 geschildert wurden.
Medikamente, die die Neigung zu Blähungen beheben, sind zum Beispiel *Carminativum-Hetterich*, 3× 10 Tropfen vor dem Essen,

oder *Carbo Betulae* 5 % *Oleum aethereum Carvi* 1 % (in der Schweiz: *Carvon*, 3× 2 Tabletten) vor dem Essen oder häufiger, je nach Bedarf mehrmals eine Messerspitze.

Verstopfung

Die sogenannte Darmträgheit ist eine der verbreitetsten modernen Krankheitserscheinungen[11]. Die Ursachen hierfür sind vielseitig, in erster Linie veränderte Ernährungsgewohnheiten. Im Gegensatz zu früher enthält die moderne Ernährung einen großen Anteil »verfeinerter« Lebensmittel wie Zucker und Fette, welche keinerlei Ballaststoffe in sich enthalten, die den Darm anregen könnten. Durch das hochgradige Ausmahlen des Korns fehlt den Weißmehlprodukten die Kleie, die im Vollkornbrot noch vorhanden ist. Man kann diese aber den Speisen zugeben. Durch ihre Quellfähigkeit erübrigt sich meist die Verabreichung von anderen Mitteln. Selbstverständlich ist es sinnvoller, nicht erst den Mehlkörper von der Kleie zu trennen, sondern Vollkornprodukte zu bevorzugen.

Darüber hinaus spielt die sitzende Lebensweise, wie überhaupt mangelnde körperliche Tätigkeit, eine wesentliche Rolle. Außerdem spielen in das Problem der Darmträgheit konstitutionelle Faktoren hinein, das heißt, es sind trotz der erwähnten zwei ursächlichen Faktoren doch nur bestimmte Menschen, die an diesen Störungen leiden.

Die Stuhlverstopfung kann jahrzehntelang für den betreffenden Menschen lediglich eine unangenehme Erscheinung sein. Oft genug aber ist die mangelnde Ausscheidung Zeichen einer ungenügenden Stoffwechseltätigkeit. Diese wiederum kann im Laufe der Zeit jede chronische Krankheit begünstigen und einer Heilung im Wege stehen. Dann wird die *ent*giftende Fähigkeit des Darms zu einer *ver*giftenden. So haben zum Beispiel fast alle Krebskranken eine jahrelang bestehende Verstopfung. Natürlich kann man einen Krebs nicht allein durch Behandlung der Verstopfung heilen, doch kann durch Verbesserung der Stoffwechsellage praktisch jede chronische Krankheit günstig beeinflußt werden.

Alle sogenannten Abführmittel, die direkt der Behebung der Verstopfung dienen sollen, sind nur für akute Wirkungen gedacht, nicht für den Dauergebrauch. Gerade weil die Wirkung so »prompt« und zuverlässig ist, greifen viele Menschen zu diesen Mitteln, ohne zu bemerken, daß sie sich daran gewöhnen und daß der Darm in Wirklichkeit noch träger wird. Der Mißbrauch kann nach Jahren zu schweren Schäden führen, die sich insbesondere in dem Mineralstoffwechsel äußern. Dieser kann so tiefgreifend gestört sein, daß dann nur noch sehr schwer eine Änderung möglich ist. – Auch in der Schwangerschaft sind diese Medikamente mit Vorsicht anzuwenden, da sie unter Umständen nicht nur im Darm wirksam sind, sondern zu einem Abgang des Embryos führen können (Fehlgeburt).

Liegt eine Notwendigkeit vor, den Darm *akut* zu entleeren, was zum Beispiel bei allen fieberhaften Krankheiten, aber auch bei einer Angina sowie vielen chronischen Krankheiten der Fall sein kann, dann ist das Harmloseste und am raschesten Wirksame ein *Einlauf,* der mit körperwarmem Wasser oder Kamillentee durchgeführt wird.

Einen sofortigen Effekt kann man auch mit Zäpfchen erreichen, die im Darm Kohlensäure entwickeln, zum Beispiel *Lecicarbon*® oder *Optipurgan*®. Solche Präparate können unbedenklich auch bei Kindern angewandt werden. Erweichend und anregend auf die Entleerung wirkt auch *Glyzerin* als Klistier. Auch hierfür gibt es Zäpfchen *(Glycilax*®) oder fertige Abpackungen wie *Babylax*®.

Die alten Ärzte beherrschten noch die Kunst der «Ableitungen», d. h. Ausscheidungen über den Darm, die Niere oder die Haut durch Abführen, Entwässern und Schwitzen, und wandten sie je nach Krankheitszustand an. Auch der Aderlaß gehörte zu diesen Verfahren der Entlastung. Aber schon im 17. Jahrhundert verstand man die eigentliche Bedeutung dieser Maßnahmen nicht mehr und glaubte alles Heil im «Purgieren», d. h. Abführen durch Klistiere gefunden zu haben. Auch wurde ziemlich kritiklos immer wieder zur Ader gelassen – bis der Patient an Entkräftung starb. Durch diese Übertreibungen und Einseitigkeiten gerieten alle diese Maßnahmen in Mißkredit, mit dem Erfolg, daß auch die – verständnisvoll angewandt – segensreiche Seite dieser Maßnahmen heute nicht mehr gesehen wird.

Innerhalb der *diätetischen* Maßnahmen sei in erster Linie *Leinsamen* genannt, der sowohl durch Quellen wie besseres Gleiten wirksam ist. Ganze Körner können entweder 12 Stunden eingeweicht werden, davon werden 1 bis 2 Eßlöffel genommen. Oder der frisch geschrotete Leinsamen wird dem Müsli zugesetzt. Ein entsprechendes Handelspräparat aus Leinsamen ist *Linusit*®. Ähnlich wirken auch *Agiolax*® und *Mucofalk*® durch pflanzliche Quellstoffe. Ein Mischpräparat aus Weisenkleie, Gerstenmalz, Sauermolke und Fruchtdicksaft ist *Crispolac,* das sich besonders als Zusatz zu Joghurt, Quark usw. verarbeiten läßt. Besonders wirksam ist Roggen oder Weizen, von denen ganze Körner wie Reis gekocht werden und so als Beilage zu Gemüse gegessen werden. Allerdings können diese bei empfindlichen Personen Blähungen verursachen. – Rohes Sauerkraut wirkt umstimmend auf den Darm. Auch Senfkörner, ungemahlen, unzerkaut, täglich ½ bis 1 Teelöffel, regen die Darmtätigkeit an. Bewährt ist auch: Getrocknete Pflaumen 12 Stunden in lauwarmem Wasser einweichen, dann essen, das Einweichwasser trinken. Getrocknete Feigen essen.

Milchzucker regt die Tätigkeit der Darmbakterien im Sinne einer Gärung an. Er ist nur schwach süß und kann den Speisen zugesetzt

werden. Wirksamer als Milchzucker selbst ist ein milch-
zuckerähnliches Präparat wie *Lactulose,* das als *Lactulose Neda®,*
Lactuflor, Bifiteral® oder *Laevilac®* im Handel ist.

Seit ältesten Zeiten werden bestimmte Heilwässer oder ihre Salze
benützt, zum Beispiel *Karlsbader Salz* oder *Bittersalz.* Diese werden gelöst am Morgen mit warmem Wasser getrunken und wirken
anregend auf die Gallenbildung und dadurch, daß sie das Wasser
im Darm zurückbehalten, wodurch es nicht zur Verhärtung des
Stuhles kommen kann. Diese Salze sind besonders für einen kur-
mäßigen Gebrauch geeignet, jedoch nicht für eine ständige
Anwendung. Morgens nüchtern wird 1 Teelöffel in einem Glas
lauwarmem Wasser gelöst und schluckweise getrunken. Die
Dosierung muß individuell erprobt werden. Nach ein bis zwei
Stunden kommt es dann zu einer Entleerung.

Verschiedene Pflanzen oder Pflanzenteile, wie *Feigen, getrocknete Pflaumen, Faulbaumrinde, Tamarinde* und andere, wirken
ebenfalls akut, stärker wirken jedoch die Präparate, die *Aloe* oder
Sennes-Blätter enthalten, das heißt der größte Teil der vielen
pflanzlichen Präparate, die auf dem Markt sind. Obwohl diese
weitgehend pflanzlich und somit natürlicher Herkunft sind, gilt
doch für alle das oben Gesagte bezüglich der Vorsicht für den
Dauergebrauch und bei Schwangerschaft. Aus der Fülle der
pflanzlichen Abführmittel seien genannt: *Agiolax®, Plantoletten®,*
Laxadoron® (in der Schweiz *Weleda Kräuter-Abführtabletten),*
Laxherba®, M 40, Depuran®, Cesralax®, Daluwal®, Eucarbon
(besonders bei übermäßiger Fäulnis- und Gasbildung), *Floralax®,*
Kneipp Kräuter Dragees. Abführtee wird abends getrunken. Nur
aufbrühen, nicht kochen.

Wichtiger als eine akute Wirkung ist die Anregung der Eigentätig-
keit des Darmes. Einerseits ist hierfür die körperliche Tätigkeit
nötig, andererseits ein Rhythmus in der Nahrungsaufnahme sowie
die erwähnte schlackenreiche Kost. Eine Anregung der gesunden

Darmtätigkeit kann auch durch im Uhrzeigersinn kreisende Massagen des Leibes mit Kupfersalbe erfolgen *(Cuprum 0,4 %, Salbe)*. Entscheidend zur Beurteilung, ob eine Verstopfung vorliegt, ist nicht die Häufigkeit oder Regelmäßigkeit der Entleerungen, sondern deren Zustand. Steinharte Konsistenz ist ebenso krankhaft wie übermäßige Fäulnis bei «regelmäßigem» Stuhlgang!

Würmer

Es kommen in Mitteleuropa praktisch nur 3 Sorten vor, die verschiedener Behandlung bedürfen.

1. Bandwürmer erfordern ärztliche Behandlung. Die Aufnahme der Vorstadien der Würmer erfolgt durch Genuß von rohem Fleisch.

2. Spulwürmer (ca. 10 cm lang). Ein harmloses Präparat ist *Vermizym®*, das nach Gebrauchsanweisung und Alter verabreicht wird. Die Eier der Spulwürmer werden vor allem durch die teilweise immer noch geübte «Kopfdüngung» übertragen.

3. Madenwürmer, sehr dünn, 1 bis 2 cm lang, finden sich fast bei allen Kindern zu irgendeiner Zeit. Sie sind harmlos, können jedoch durch ihre Menge und das Afterjucken sehr störend sein. Einfachstes Mittel ist eine Kur mit Mohrrüben, die über einige Tage fast ausschließlich gegeben werden. Außerdem ist Knoblauch wirksam; entweder als regelmäßige Zugabe zum Essen oder als Kur, d. h. kurz und intensiv. Auch Hering (nicht andere Fische) kann hierbei benutzt werden. Wichtig ist Sauberkeit, Waschen der ganzen Aftergegend nach dem Stuhlgang und vor allem am Abend. Verbessernd auf die Darmsituation wirkt *Tanacetum Strath,* von dem man 3× täglich 20 Tropfen gibt oder *Cina comp.* 3× 5 bis 10 Tropfen. Diese Präparate müssen aber regelmäßig längere Zeit genommen werden (6 bis 10 Wochen). Sie wirken umstimmend, nicht direkt abtötend auf die Würmer.

Hals-, Nasen-, Ohren-Erkrankungen

Akute Halsschmerzen (roter Hals, Mandelentzündung)

Zinnober D6: 1 Tablette stündlich. Gurgeln mit *Bolus Eucalypti comp.* (in der Schweiz: *Bolus-Gurgelpulver*) 1 Teelöffel auf ein halbes Glas warmes Wasser. Zum Trinken und Mundspülen *Salbeitee*. Zur örtlichen Anwendung: *Echinacea-Mundspray*.

Angina (eitrige Mandelentzündung)

Diese erfordert ärztliche Behandlung und Kontrolle. Bis dahin ist *Mercurius cyanatus D4* angezeigt (stündlich 7 Tropfen). Häufig besteht zugleich eine Verstopfung, die durch einen Abführtee oder Einlauf angegangen werden sollte. Zur Entgiftung über die Niere gibt man *Ackerschachtelhalmtee* oder *Equisetum D4*. *Zitronenhalswickel* anlegen[8]. Gurgeln bzw. Trinken von *Salbei-Tee*.

Chronische Mandelreizungen, Neigung zu Anginen

Zinnober D6: 2× täglich 1 Tablette, ungefähr 8 bis 10 Wochen lang, dann 2 bis 4 Wochen Pause, wiederholen. *Salbeitee* über längere Zeit trinken.

Mundschleimhautentzündungen, Mundfäule

Diese sind oft, aber nicht immer, ein Ernährungsproblem. Eine vorübergehende Rohkost oder eiweißarme oder gar -freie Kost kann die nötige Umstimmung bringen. Örtlich kommen Spülungen mit verdünnter *Calendula-Essenz* (1 Eßlöffel auf ¼ Liter Wasser) zur Anwendung. Danach bringt man von dem Pulver *Bolus Eucalypti comp.* (in der Schweiz: *Bolus-Gurgelpulver*) etwas auf die entzündeten Stellen und läßt dieses möglichst lange einwirken. Eine praktische örtliche Anwendung ermöglicht *Echinacea-Mundspray.* – Ein gutes Desinfektionsmittel auf der Basis von ätherischen Ölen ist *Salviathymol®.* – Innerlich nimmt man *Thuja occidentalis D4,* 3× 8 Tropfen über 4 Wochen. Der Saft einer Zitrone zum Essen oder verdünnt täglich getrunken, unterstützt die obigen Maßnahmen.

Mundgeruch

kann viele Ursachen haben, z. B. die erwähnte Mundfäule, schlechte Zahnpflege, schlechte Mandeln, Magen-Darm-Störungen, Lebererkrankungen, Hunger (!) und anderes.
Symptomatisch wirken dabei Chlorophyllpräparate (Blattgrün) wie *Exodor,* die allgemein desodorieren.

Schnupfen

ist ein lästiges Symptom, aber keine eigentliche Krankheit. Eine einfache Unterdrückung mit Schleimhaut abschwellenden Medikamenten ist unzweckmäßig und kann unter Umständen das Absinken der Krankheit zu einer Bronchitis oder Übergang in eine chronische Schleimhautschwellung mit Abhängigkeit von dem betreffenden Medikament bewirken. Während der akuten Erscheinung ist das homöopathische Präparat *Euphorbium comp.-Nasentropfen* zum Einsprühen in die Nase hilfreich. Einige auf das

Taschentuch gegebene Tropfen *Sanavita-Öl* (oder *Olbas, Japanisches Heilpflanzenöl, Minx-med®* Heilpflanzenöl, Multiplasan® oder ähnliches) zum Inhalieren schaffen rasch Erleichterung. Diese ätherischen Öle können auch (jeweils 1 bis 2 Tropfen auf etwas Zucker) innerlich genommen werden. Akut wirksam ist auch das Aufschneuzen von Salzwasser bzw. das Einführen eines damit getränkten Watteröllchens in die Nase.

Unterstützend wirken ansteigende heiße Fußbäder mit Zusatz von 1 Teelöffel *Rosmarin-Bademilch* oder Saft von einer halben Zitrone.[8] Unbedingt ist auf warme Füße bzw. Warmhalten des Leibes zu achten.

Bei Fließ-Schnupfen gibt man *Arsenicum album D10,* stündlich 5 Tropfen, eventuell im Wechsel mit *Cepa D3.*

Zur örtlichen Anwendung *Nasenbalsam,* bei Kindern *Nasenbalsam mild.* Stockschnupfen: Siehe Stirnhöhlenkatarrh.

Bei Neigung zu häufigem Schnupfen ist die regelmäßige Pflege der Nasenschleimhaut mit *Schnupfencreme* empfehlenswert. Auch *Emser Salz* wird hierbei zum Gurgeln und Nasenspülen mit Erfolg angewandt: ungefähr 1 Teelöffel auf ¼ Liter warmes Wasser. Die *Emser Nasensalbe echt®* kann sowohl bei akutem wie chronischem Schnupfen angewandt werden.

Eine «Trockene Nase», ein trockener Rachen können die Ursache für einen akuten Schnupfen sein. Auch hier ist die regelmäßige Pflege mit den erwähnten Salben von Vorteil. Zur Anregung der Regeneration einer geschädigten Nasenschleimhaut dient das Vitamin A- und E-haltige *Coldastop®*, das regelmäßig für einen längeren Zeitraum angewandt werden sollte. Besonders bei trockenem Rachen hat sich *Pumilen®* (Nasentropfen) auf der Basis von Latschenkiefernöl sehr bewährt.

Heuschnupfen

ist kein gewöhnlicher Schnupfen, sondern wird hervorgerufen durch Pollen von Gräsern oder Blüten, gegenüber denen der betreffende Mensch überempfindlich ist. Deshalb tritt der Heuschnupfen auch nur während eines bestimmten Zeitraumes auf. Diese Überempfindlichkeit ist häufig Ausdruck einer allgemeinen sogenannten allergischen Reaktion[17]. Deshalb ist auch eine Allgemeinbehandlung erforderlich und wirksamer als örtliche Maßnahmen, die lediglich die Symptome unterdrücken. Eine allgemein nötige Umstimmung kann man dadurch erreichen, daß während des Höhepunktes der Erkrankung möglichst wenig Eiweiß und wenig Salz gegessen wird. Unter Umständen muß dies verstärkt werden bis zu einer eiweißfreien und nahezu salzlosen Kost. In dieser Zeit sollte auch wenig getrunken werden. Ferner ist auf eine ausreichende Darmfunktion zu achten, das heißt, auch wenn keine Verstopfung besteht, kann die Darmflora, die mit der Gesundheit des Menschen zusammenhängt, erheblich gestört sein. Um diese zu pflegen, kann eine umstimmende Ernährung nötig sein, wie das Essen von rohem Sauerkraut oder – vorübergehend, für einige Tage – ausschließlich gekochten Möhren oder rohen Äpfeln.

Um eine Linderung zu erreichen, kann man *Gencydo®* *Flüssigkeit* mit Wasser verdünnen, dem man etwas Salz zugesetzt hat und dieses aufschnupfen. Das Präparat *Gencydo®* liegt auch in Ampullen zur Injektion vor, deren Anwendung zur nötigen Umstimmung führt. Noch besser ist die tägliche Inhalation einer Ampulle *Gencydo® 3 %*, mit einem sogenannten Aerosol-Gerät, das eine außerordentlich feine Verteilung bewirkt. Für den innerlichen Gebrauch kommt das *Homöopathische Heuschnupfenmittel DHU* (in der Schweiz Similisan) in Frage, das ebenfalls vor Beginn der Erscheinungen, also etwa ab Februar, genommen werden sollte (3× 10 Tropfen; in der akuten Phase stündlich 10 Tropfen). Es ist heute möglich, Heuschnupfen durch stark wirkende Medikamente (Cortison-Präparate) sehr rasch zu unterdrücken. Doch ist dies — biologisch gesehen — nicht zweckmäßig, da es sich dabei um einen tiefgreifenden Eingriff in den Hormonhaushalt handelt und die Fähigkeit des Organismus, Entzündungen zu produzieren, dadurch beeinträchtigt wird. Das kann schwerwiegende Folgen für die ganze Konstitution haben.

Heiserkeit

Anis-Pyrit D3, stündlich 1 Tablette. Hals äußerlich einreiben mit *Massageöl*. Warm halten. Aus der Volksheilkunde ist das isländische Moos bekannt. Eine praktische Anwendungsform sind die *Isla-Moos-Pastillen*.

Ohrenschmerzen

Diese beruhen bei Kindern häufig auf einer Mittelohrentzündung. Als Sofortmaßnahmen gelten: Warm halten! Trockene Kamillensäckchen auflegen, besser Zwiebelwickel[8].
Levisticum (Radix) D3, stündlich oder halbstündlich 7 Tropfen mit Wasser einnehmen. Eventuell im Wechsel mit *Silicea comp.* Örtlich *Levisticum 10 %, Öl:* 10 bis 20 Tropfen auf einem Teelöffel über einer Kerzenflamme erwärmen, mit Watte aufnehmen. Die getränkte Watte so warm wie möglich in den Gehörgang einbringen. Das betreffende Ohr mit Wolltuch abdecken.

Nasenbluten

Eine häufige Erscheinung, die zumeist völlig harmlos ist. Es kann bei manchen Menschen häufig auftreten und erfordert dann eine ärztliche Abklärung.
Im akuten Fall nicht hinlegen, sondern aufrecht sitzen! Nicht schneuzen. Gefährdete Personen sollten die homöopathische Zubereitung *Stibium met. praep. D6* als Pulver bei sich haben. Man nimmt davon eine erbsengroße Menge als Schnupfpulver und zieht dies in die Nase auf.

Stirnhöhlenkatarrh (Nebenhöhlenentzündung, Sinusitis)

Nicht jede verstopfte Nase ist eine «Stirnhöhlenentzündung»! In den letzten Jahren haben die chronischen Katarrhe des Nasenraumes immer stärker zugenommen, besonders bei Kindern. Dies hat verschiedene Ursachen. Oft ist dies ein Wärmeproblem. Deshalb helfen bei chronischen Erkrankungen oder im Beginn einer akuten Entzündung (nicht bei einer hochakuten Entzündung!) oft entscheidend Kopfdampfbäder: Man beugt sich über einen großen Topf mit dampfendem Kamillentee und schließt mit einem Badetuch ab. Die Dämpfe werden so heiß wie möglich durch die Nase eingeatmet und inhaliert. Erst wenn die Dampfbildung ein wenig abgeklungen ist, gibt man auf das Wasser ein bis zwei Tropfen ätherisches Öl von *Eukalyptus, Latschenkiefer (Macoel®), Olbas, Japanisches Heilpflanzenöl, Multiplasan®*-Öl oder ein ähnliches. Danach legt man sich ins Bett, wobei der Kopf gut zugedeckt bleibt, um die Wärme zu halten. Noch besser ist es, wenn man durch körperliche Anstrengung eigene Wärme erzeugt. In jedem Fall muß darauf geachtet werden, daß nach der Wärmeanwendung keine Abkühlung und Erkältung eintritt. – Die «mangelnde

Wärme» kann auch vom Unterleib bzw. den Beinen ausgehen. Deshalb ist Warmhalten unbedingt erforderlich. Bewährt haben sich auch *Senfmehl-Fußbäder,* wobei die Waden mit im Wasser sein sollten[8]. (Eine Handvoll Senfmehl auf einen Eimer warmes Wasser, Beine 10 Minuten baden.)

Hervorragend geeignet ist bei allen chronischen Nebenhöhlenentzündungen der *Meerrettich,* sowohl für den innerlichen Gebrauch wie auch für Umschläge[8]: auf einem Läppchen frisch geriebenen Meerrettich auf Stirn oder Wangen bringen. Dadurch tritt eine erwünschte Hautreizung ein, die zum Beispiel eine stockende Sekretion in Gang bringt. Vorsicht! Berührung mit den Augen auf alle Fälle vermeiden, Augen eventuell mit einer Fettsalbe abdecken.

Häufig ist die tiefere Ursache eine Fehlernährung, wobei in erster Linie die heute übliche Überernährung mit Eiweiß zu nennen ist. Besonders bei Kindern kommt man mitunter erst zum Ziel, wenn man für einige Wochen das Eiweiß begrenzt und darauf achtet, daß weder Zucker noch Süßwaren oder Weißmehlprodukte gegessen werden (Limonaden, Cola-Getränke u. a.).

Die medikamentöse Therapie ist oft erst wirksam, wenn die genannten Faktoren berücksichtigt werden. Hier kommen in erster Linie homöopathische Mischpräparate in Betracht, wie zum Beispiel *Silicea comp.* (stündlich 5 bis 10 Kügelchen), auch *Sinfrontal®* oder *Sinuselect®.* Spülungen oder Inhalationen mit *Emser Salz, Kamillosan®* oder *Matmille®* (flüssiger Kamillen-Extrakt) können ebenfalls sehr hilfreich sein.

Kopfschmerzen

Häufiger auftretende Kopfschmerzen bedürfen der Ursachenklärung! Je nach den Gegebenheiten hilft mitunter bereits eine Entlastung des Stoffwechsels durch eine Darmreinigung, ein in der Temperatur ansteigendes Fußbad oder eine Nackenmassage mit *Aconit-Nervenöl.*

Migräne

Hierbei handelt es sich um eine fast immer halbseitige, schwere Form von anfallsweise auftretenden Kopfschmerzen.

Auf die Nahrung achten. Unverträglich sind häufig Schokolade, Hartkäse oder Schimmelkäse (nicht Quark, Weichkäse). Sie sollten dann gemieden werden. Kein Alkohol, kein Tabak! Oft wirken allgemein entgiftende Maßnahmen – besonders über den Darm – entlastend und die Anfälle begrenzend, z. B. verschiedene Maßnahmen der Darmreinigung insbesondere eine Mayr-Kur, wie sie in verschiedenen Sanatorien durchgeführt wird.

Kephalodoron® 5% (in der Schweiz: *Biodoron 5 %):* 3× täglich 1 bis 2 Tabletten regelmäßig nehmen – unabhängig von den Anfällen. Nach ca. 6 Wochen 4 Wochen Pause, dann wiederholen. Es handelt sich hierbei um keine direkte schmerzlindernde Wirkung, daher ist ein kurmäßiger Gebrauch angezeigt. Die Wirkung ist besonders deutlich bei nervlicher Überlastung; sie führt zu einer

Steigerung der Vitalität im Nervensystem. *Secale/Quarz*, 3× 10 bis 15 Kügelchen.

Bei drohendem Anfall sollte man eine kleine Tasse starken schwarzen Kaffee mit Zitronensaft trinken.

Von homöopathischer Seite hat sich zum Schluß der Migräne oft *Magnesium phosphoricum* D6 oder D12 bewährt. Mitunter kann auch eine Unterzuckerung (Hypoglykämie) einen Migräneanfall auslösen. In diesen Fällen ist nicht etwa Zucker angezeigt, sondern das Vermeiden von langen Pausen, also alle drei bis fünf Stunden eine Kleinigkeit essen.

Nervosität

Dabei handelt es sich meist um ein Problem der Lebensführung[12]. Alle Arten von Beruhigungsmitteln wirken nur vorübergehend ohne grundlegende Änderung.

Nervöse Erschöpfungszustände
(Überarbeitung bei und nach Examen)
Kalium phosphoricum comp.: 3× täglich 1 Tablette, Bäder mit Zusatz von *Fichtennadel-Extrakt* oder *-Bademilch, Nervennahrung*.

Schlaflosigkeit – Übererregbarkeit
Ursachen der Schlaflosigkeit können so vielseitig sein, daß es nicht immer möglich ist, diese zu ergründen. Oft werden aber ganz einfache Hindernismomente übersehen wie z. B. kalte Füße. Wechselwarme Fußbäder am Abend können schon außerordentlich hilfreich sein (siehe Seite 25 ff.). Während der Nachtruhe braucht der Körper Wärme, deshalb ist für ausreichende Bedek-

kung zu sorgen. Auch ungeeignete Matratzen können nicht nur durch eine schlechte Lagerung, sondern auch durch aufsteigende Kälte den Schlaf stören.

Ein häufiges Schlafhindernis ist auch das «selbständige Weiterarbeiten der Gedanken» (derselbe Patient schläft aber in einem Vortrag hervorragend). Schlaf ist eben nicht nur ein körperliches Problem, sondern auch vor allem ein seelisches. Das «Abschalten» der Gedanken gelingt heute den meisten Menschen nicht. In früherer Zeit wußte man, daß man während des Schlafes eine andere Welt betritt. Auf diese hat man sich durch ein Abendgebet eingestimmt. Der moderne Mensch kann es aber üben, sein Bewußtsein soweit zu beherrschen, daß er es statt mit den Dingen des Tages mit anderen Inhalten erfüllt, die vor allem aus dem Künstlerischen oder Religiösen stammen (bezüglich der seelischen Hygiene siehe Einleitung).

Alle Medikamente, die den Schlaf erzwingen, sind keinesfalls für den Dauergebrauch!

Weleda Beruhigungs- und Schlaftee: abends eine Tasse mit Honig. *Avena sativa comp.* oder *Avena sativa/Valeriana,* abends bei Bedarf mehrmals 10 Tropfen. Bäder mit Zusatz von *Lavendel-Bademilch.*

Weleda Aufbaukalk 2, abends ¼ Teelöffel. Besonders für Kinder ist *Bryophyllum Argento cultum D2* (in der Schweiz: *Argentum per Bryophyllum 1 %*) anzuraten, 3× täglich oder nur abends 5 bis 10 Tropfen, dazu warme Leibwickel mit *Malvenöl.*

Rein pflanzliche Beruhigungs- oder Schlafmittel befinden sich in großer Zahl von Kombinationen auf dem Markt. Die Ansprechbarkeit ist bei diesen Präparaten individuell verschieden. Als Basis dienen meistens Baldrian und Hopfen. Hiervon seien genannt: *Hovaletten®, Valdispert®, Bunetten®, Biral®, Plantival®, Sedatruw®, Somnuvis®.* Andere Pflanzen sind verwendet in *Phytonoxon®* und *Requiesan®.*

Die aufgeführten Medikamente erzwingen den Schlaf nicht, sondern fördern den natürlichen Schlafvorgang. Es tritt keine Gewöhnung ein. Wichtiger als die akute Wirkung ist die Umstimmung, die oft erst nach einigen Wochen bei regelmäßiger Anwendung erreicht wird.

Depression

Wie der Name schon sagt, liegt eine niedergedrückte seelische Stimmung vor[5]. Soweit sie durch äußere Einflüsse erfolgt (schwere Schicksalsschläge), spricht man von reaktiver Depression. Schwieriger ist die sogenannte endogene Depression, bei der kein Grund für die traurige Verstimmung zu finden ist. Diese kann als schwere Krankheit im Wechsel mit Erregung (manisch-depressiv) auftreten und erfordert dann in jedem Falle ärztliche Behandlung, da sich die Schwierigkeiten unter Umständen bis zum Selbstmord steigern können.

Häufig sind heutzutage die leichteren Verstimmungen, die aber das Leben und vor allem das Zusammenleben erheblich erschweren können (latente Depression). Auch als Ausdruck von Überlastung und Erschöpfung, vor allem jenseits der Lebensmitte, kommen solche Verstimmungen vor, die sich bis zu einer seelischen Lähmung steigern können. Der Betroffene ist abgespannt, müde, jedoch schlaflos, sieht nur Berge von Schwierigkeiten, aber keinen Ausweg. Zuspruch hilft nicht, und Aufheiterungsversuche bewirken eher das Gegenteil, nämlich eine weitere Abwendung von der Welt, Verzweiflung und das Gefühl, unverstanden zu sein.

Nach der geisteswissenschaftlichen Menschenkunde handelt es sich hierbei keinesfalls um eine «Nervenkrankheit» oder gar Gehirnkrankheit, sondern um eine Stoffwechselstörung, wobei in erster Linie die Leber betroffen ist.[17]
Gerade diese leichteren oder beginnenden Zustände kann man mit Heilmitteln, die im Stoffwechsel angreifen, gut aufhellen. In erster Linie sind hier Präparate aus Johanniskraut zu nennen, z. B. *Hyperforat*® oder *Psychotonin*®. Nachhaltiger wirkt *Hypericum Auro cultum* (5× 10 Tropfen), besonders im Wechsel mit *Hepar/ Magnesium D4* (desgl. 3 bis 5× 10 Tropfen). Letzteres wirkt intensiver als Injektion (Amp.). Es versteht sich, daß Störungen solcher Art nicht plötzlich auftreten und auch nicht ebenso plötzlich verschwinden können, d. h., daß eine Behandlung einige Wochen durchgeführt werden muß. Darüber hinaus ist eine geregelte Lebensweise vonnöten ebenso eine seelische Hygiene, wie sie eingangs erwähnt wurde (s. S. 13).

Nervenentzündung, Neuralgie, Neuritis

Aconit-Nervenöl (Aconitum comp. Oleum). Die schmerzenden Stellen leicht einreiben oder kleine Läppchen mit Öl tränken, auflegen und warm abdecken. Einige Stunden liegen lassen.
Arnica D20, 2× täglich 8 Tropfen über längere Zeit einnehmen zusammen mit *Apis D3,* 3× täglich 10 Tropfen.

Ischias/Hexenschuß

Allgemeine Maßnahmen: Warmhalten, Schwitzen, örtliche Wärmeanwendung durch heiße Kompressen mit 1:10 verdünnter *Arnika-Essenz, Forapin®-Salbe* oder *ABC-Pflaster®* oder *Bückeburger Kräuterpflaster* (auf die schmerzende Gegend auflegen).

Rheumatismus

Seit dem Altertum werden unter Rheuma eine Vielzahl von verschiedenen Krankheiten verstanden, die alle mit Schmerzen, «Reißen» und Entzündungen in Gelenken und Muskeln sowie Einschränkung der Beweglichkeit einhergehen. Man schätzt, daß etwa jeder dritte Mensch in der zivilisierten Welt an irgendeiner Form von Rheuma leidet. Dadurch ist diese Krankheitsgruppe ein soziales Problem geworden, denn hier ist eine oft jahrzehntelange, kostspielige Behandlung notwendig, beziehungsweise müssen die betreffenden Menschen häufig frühzeitig invalidisiert werden.

Man faßt unter rheumatischen Erkrankungen heute über 100 verschiedene Krankheitsformen zusammen, von denen einzelne sehr genau erforscht sind. So kennt man bei manchen Formen eine erbliche Komponente, bei anderen wirken falsche Belastungen auslösend oder erschwerend. Auch Ernährungsfehler sind sehr bedeutend, obwohl gerade darauf am wenigsten geachtet wird. Man kennt die Rolle vorausgegangener Infektionen und Überempfindlichkeitsreaktionen und viele andere Einflüsse. Die Forschung führte zur Entwicklung verschiedener Medikamente, die zumeist hochwirksam, aber wegen der komplizierten Herstellung entsprechend teuer sind. Man sollte meinen, daß dadurch die rheumatischen Krankheiten ihre Schrecken verloren haben und zurückgehen. Es ist jedoch eher das Gegenteil der Fall. Das liegt daran, daß gerade die hochwirksamen Medikamente nur die verschiedenen Beschwerden angehen, jedoch nicht die Krankheit selbst. So gibt es heute hervorragende Medikamente, die die Schmerzen rasch lindern oder ganz nehmen. Andere beseitigen oder dämpfen ebenso schnell die Entzündung, die ihrerseits die Schmerzen verursacht. Es ist leicht einzusehen, daß dadurch zwar rasch Beschwerdefreiheit eintritt, diese allein aber nicht Ausdruck von Gesundheit ist.

Eine biologische Behandlung wird nicht nur Beschwerdefreiheit zum Ziel haben, sondern echte Heilung. Daß diese weit schwieriger zu erreichen ist als rasche Beschwerdefreiheit durch ein schmerz- oder entzündungsdämpfendes Medikament, ist keine Frage.

Wesentlich ist die Ernährung. Als Grundregeln gelten: kein Schweinefleisch, möglichst vegetarische, salzarme und eiweiß-*arme* (!) Kost, jedes Übergewicht vermeiden, entsprechende Kostbeschränkung.

Es ist eine bekannte Erfahrungstatsache, daß Imker nicht oder nur geringfügig an Rheumatismus leiden. Der Grund sind die Bienenstiche, die sie ab und an erhalten. Deshalb gehören seit alten Zeiten Bienen- und Ameisengift zu den Grundlagen einer naturgemäßen Rheumatismusbehandlung. Früher ließen sich Rheumatiker einfach von Bienen stechen, benutzten Ameisenspiritus oder setzten sich mutig in Brennesseln (deren »Gifte« sind ähnlich denen der Bienen und Ameisen) – und waren geheilt. Der moderne Patient wird solche Verfahren ablehnen, trotz der Wirksamkeit. Aber viele Zubereitungen, besonders Salben, enthalten Bienen- oder Ameisengift, z. B. *Syviman®*, *Sparheugol®*, *Forapin®-Salbe und -Liniment*, *Arnica comp./Apis.* Empfehlenswerte Salben auf pflanzlicher oder homöopathischer Basis sind: *Pesendorfer Salbe®*, *Rhus-Rheuma-Gel*, *Arthrosenex®-Salbe*, *Po-Ho® Fluid* und *Compositionscreme*, *Retterspitz-Quick*, *Zeel®-Salbe*.

Für den innerlichen Gebrauch stehen pflanzliche bzw. homöopathische Tropfen zur Verfügung wie *Rheumadoron 102 A* (in der Schweiz *Rheumadoron*), 3× 10–15 Tr.; *Sparheugin®*, *Arthrodynat®*, *Phytodolor®*, *Rheuma-Pasc®*, *Berberis-Tonicum®*, *Uriginex®*, *Cystiselect®*. Ein bewährtes homöopathisches Einzelpräparat ist *Harpagophytum D3* Tbl. Noch wirksamer ist dasselbe als Injektion.

Sehr wirksam bei Dauergebrauch sind Tees, besonders Birkenblätter (täglich 2 Tassen trinken), oder *Birken-Elixier* (3× 1 Eßl. tgl.), auch Tee aus Teufelskralle. Kombinationstees sind *Rheumex*® und *Kneipp-Rheuma-Tee.*

Obwohl bei den meisten dieser Präparate auch eine rasche Linderung der Beschwerden eintreten kann, kommt es nicht darauf an, sondern auf die Umstimmung, die zu einem allmählichen Überwinden der Krankheit führt. In diesem Sinne wirken auch Moorbäder wie Bad Aibling, Bad Abbach und viele andere. Auch natürliche warme Quellen (Thermen) haben sich vielfach bewährt wie Wildbad, Baden-Baden, Füssing und andere. Besonders wirksam ist die Kombination mit natürlicher Radioaktivität wie sie in Bad Gastein (Österreich) vorliegt. Eine Moor- oder Badekur kann bis zu einem gewissen Grade auch zu Hause durchgeführt werden. Entsprechende Präparate sind z. B. *Leukona-Sulfomoor-Bad*® bzw. für Kompressen *Eifelfango-Neuenahr*®. Als gebrauchsfertige Kompressen *Fangotherm*® bzw. *Fapack*®. Alle Bäderanwendungen sind nicht in akut-entzündlichen Phasen angezeigt.

Gicht

Die Gicht wird heute zur Gruppe der rheumatischen Erkrankungen gerechnet und nimmt in der letzten Zeit erheblich zu. Es besteht kein Zweifel, daß dies zum Teil dem vermehrten Fleischkonsum zuzuschreiben ist. Insbesondere Innereien können im inneren Stoffwechsel nicht richtig abgebaut werden. Es kommt zur Bildung und Ablagerung von Harnsäure, die als kleine Kriställchen in verschiedenen Gelenken, besonders im Großzehengrundgelenk Entzündungen verursachen. Es versteht sich, daß hierbei der Verzicht auf Fleisch notwendig ist. Eine Ausschwemmung der Harnsäure wird begünstigt durch Schwitzen, überhaupt Warmhalten und reichlich Trinken von geeigneten Wässern, zum Beispiel Wernarzer Wasser oder Fachinger. Kein Alkohol! Reduzierung des Übergewichtes!
Behandlung wie bei chronischem Rheumatismus.
Zusätzlich: *Mandragora comp.*, 3× 15 bis 20 Tropfen.

Arthrosen

Chronisch-degenerative, also nicht akut-entzündliche Gelenkerkrankungen erfordern eine andere Behandlung, obwohl hier auch manche der unter Rheumatismus genannten Medikamente verwendet werden können. Sehr häufig sind dabei die Kniegelenke befallen.

Aber auch beim Schultergelenk können sich entsprechende Prozesse (Ablagerungen, Verhärtungen, Knorpelschwund) abspielen. Bei Befall der Schultergelenke (allmähliche, schmerzhafte Versteifung) ist das wirksamste die tägliche Übung. Jeden Tag die Bewegungsmöglichkeit ein wenig erweitern und so für einige Minuten verharren. Medikamente und Salben wie oben.

Wie bei allen Gelenks- und Wirbelsäulenerkrankungen bewirkt ein zu hohes Körpergewicht eine Überlastung. Eine Reduzierung des Körpergewichtes bringt oft schon die erwünschte «Erleichterung».

Für den innerlichen Gebrauch kommen hierbei in Frage: z. B. *Arthrosetten®*, *Zeel-Tabl.®*. Als entsprechende Salben: *Zeel®-Salbe*, *Arthrosenex®*, *Arnica comp./Formica*. In vielen Fällen wirkt hervorragend *Caprisana*, das auf der Basis von Ziegenbutter hergestellt ist. Ferner sind auch hier zur örtlichen Anwendung die auf Seite 92 angegebenen Salben angezeigt. Besonders, wenn der an sich chronische Zustand akut wird mit vermehrten Schmerzen, ist das oben erwähnte *Harpagophytum D3* (zweistündlich 1 Tablette) angezeigt.

Schmerzen

Es wurde eingangs bereits erwähnt, daß Schmerzen ein Warn-
symptom des Organismus sind und keine Krankheit (S. 20 f.).
Deshalb hat deren Beseitigung mit Heilung nichts zu tun. Dennoch kann aber eine Schmerzlinderung nötig werden. In schweren Fällen wird man auf eines aus der Vielzahl der heute angebo-
tenen Schmerzmittel zurückgreifen müssen. Mitunter ist es aber
durchaus möglich, mit zum Teil sehr einfachen Mitteln eine
Lösung oder Linderung des Schmerzes zu erreichen. In vielen
Fällen hilft bereits Wärme, besonders bei Koliken. Allerdings sprechen manche Formen von Kopfschmerzen auf Kälte an (Eisbeutel).
– Universell lösend bei Spannungen wirkt die Pestwurz. Ein Präparat daraus ist *Petadolex*® (3 bis 6 Kapseln täglich). – Ätherische
Öle wirken allgemein entspannend und beruhigend. Insbesondere
unterstützen sie die Wärmeanwendung. Am besten gibt man
einige Tropfen auf heiße Kompressen zur örtlichen Anwendung,
z. B. von dem *japanischen Heilpflanzenöl (JHP-Rödler*® oder
Minx-med®) oder reibt einige Tropfen direkt auf die schmerzenden Stellen. Kombinationspräparate verschiedener ätherischer
Öle sind z. B. *Olbas, Sanavita-Öl, Multiplasan;* auch Melissengeist ist in diesem Sinn wirksam. – Eine Mischung verschiedener
bewährter homöopathischer Präparate ist *Cefaspamon,* das bei
Krämpfen im Bauchgebiet angezeigt ist (akut: mehrmals täglich 10
bis 20 Tropfen). – Bezüglich Nervenschmerzen siehe Neuralgie
S. 93.

Wirbelsäulenbeschwerden

Es kann sich hierbei um dieselben degenerativen Veränderungen handeln wie bei den Gelenken (Arthrosen). Man nennt dies dann Spondylarthrose. Darüber hinaus kann eine Bindegewebsschwäche vorliegen, die wiederum einen Bandscheibenvorfall hervorrufen kann. Häufig werden Wirbelsäulenschäden durch unzweckmäßige Belastung hervorgerufen, z. B. falsche Haltung bei der Arbeit, einseitige Tätigkeit, unnatürliches Schuhwerk, wie hohe Absätze(!) und anderes. Oft bedarf es jahrelangen Einwirkens bevor diese Fehlbelastungen zu den Schäden führen. Auch Kopfschmerzen können durch falsche Belastungen der Halswirbelsäule entstehen. Die heute vielfach zu findende Verkrampfung der Hals- und Rückenmuskulatur (s. einleitende Kapitel) tut ein übriges um die notwendige freie Beweglichkeit der Wirbelsäule einzuschränken. Es ist deshalb nicht verwunderlich, daß diese Beschwerden zunehmen.

Die Klärung der Ursachen und genaue Diagnose ist Sache des Arztes. Auf jeden Fall ist Sorge zu tragen, daß Fehlbelastungen ausgeglichen werden und harmonische Bewegungen angestrebt werden (Schwimmen, Wandern, Eurythmie)[4]. Dies ist eine Frage der Selbstdisziplin. Sportliche Übungen, wie sie heute meist ausgeführt werden, führen in dieser Art eher zur Verkrampfung («Leistungssport»!)!

Zur medikamentösen Behandlung dieser Störungen wurden die Disci comp.-Präparate entwickelt, die mit verschiedenen Zusätzen zumeist als Ampullen, Streukügelchen und Salben erhältlich sind. Die Auswahl der betr. Zubereitungen erfolgt nach der Diagnose, z. B. *Disci comp. cum Argento,* wenn die Nervenfunktion wesentlich mitbeteiligt ist, oder *Disci/Viscum comp. cum Stanno,*

bei Verkalkungen und Verformungen. Die wirksamste Behandlung ist die Anwendung als Injektion.
Weitere pflanzliche Kombinationspräparate hierzu sind z. B. *Chirofossat®* oder *Araniforce®* sowie als Salbe *Hocura®-Spondylose*.
Zur Behebung der häufigen Verspannungen und Verkrampfungen der Rückenmuskulatur haben sich Bäder mit Zusatz von 1–2 Eßl. 20%iger Kupfersulfatlösung bewährt. (37–38 °C, 15–20 Min., wobei der Hinterkopf im Wasser sein muß).

Nieren- und Blasenerkrankungen

Wegen der Gefährlichkeit chronischer Nierenerkrankungen bedürfen diese der ärztlichen Behandlung. Nierenerkrankungen werden oft zu spät als solche erkannt. Es ist deshalb unerläßlich, nach einer Angina oder Halserkrankung den Urin zu kontrollieren. Tritt danach eine Nierenreizung oder -entzündung auf, sind unbedingt Bettruhe, Wärme und Diät erforderlich. Eine Entlastung für die Niere bedeutet das vorübergehende Dursten und Fasten, das heißt nur wenig trinken, salzlos essen und Eiweiß begrenzen. Wenn solche akuten Nierenreizungen oder Entzündungen nicht richtig ausgeheilt werden, gehen sie in eine chronische Entzündung über, die nur sehr schwer zu behandeln ist und vielfach tödlich endet.

Chronische Nierenentzündung

Ärztliche Kontrolle, salzarme Kost! Warmhalten, jede Unterkühlung vermeiden. Keine körperliche Anstrengung (Sport!).
Ackerschachtelhalm-Tee, 2× bis 3× 1 Tasse. Den Tee etwa 15 bis 20 Minuten zugedeckt kochen, nicht nur überbrühen. Aus geschmacklichen Gründen mit dieser Abkochung zum Beispiel Pfefferminze oder Melisse aufgießen.
Renodoron®, 3× täglich 1 Tablette, mindestens 3 Monate lang, dann 2 bis 3 Wochen Pause und so weiter. *Equisetum cum Sulfure tostum D3,* 3× täglich 1 Messerspitze, zusätzlich zu Renodoron® oder in wöchentlichem Wechsel. *Cuprum met. 0,4 %,* Salbe abends auf die Nierengegend auftragen. Nierenwärmer tragen.

Chronische Nierenbeckenentzündung (Pyelitis)

Der sogenannte *Harnwegsinfekt* ist heute weit verbreitet. Die übliche Behandlung erfolgt mit Antibiotika. Sie wirken rasch, heilen aber die eigentliche Krankheit nicht. Es kommt bald zu einem Rückfall. Tiefere Ursache dieser Erkrankung ist eine Schwäche des Nierensystems und eine Störung des Wärmehaushaltes. Beides muß auf Dauer behandelt werden, zum Beispiel durch die folgenden Maßnahmen:

Viel trinken, warm halten, heiße Sitzbäder (nicht Vollbäder)! Auf warme Füße achten! *Ackerschachtelhalmtee* (s. oben) oder einen der üblichen Nieren- und Blasentees regelmäßig trinken.

Lachesis D12, 3× täglich 8 Tropfen.

Thuja, Argento culta D2 (in der Schweiz: *Argentum per Thujam 0,1%),* ebenso. Diese beiden für längere Zeit in zweiwöchentlichem Wechsel nehmen.

Zusätzlich, besonders aber, wenn ein Rückfall droht, ist eines der Präparate auf pflanzlicher Basis wie *Cystinol,* 3× 1 Teelöffel oder *Cefanephrin®,* 3× 20 Tropfen empfehlenswert. Bei einem Rückfall: *Angocin®,* 3× bis 4× 3 Dragees. Die am häufigsten zu findenden Keime reagieren oft gut auf eine Schaukelkost, d. h. daß die Ernährung so gestaltet wird, daß der Urin fünf Tage sauer und danach fünf Tage alkalisch reagiert. Das kann man erreichen, indem man in der sauren Phase 3× ein halbes Gramm *Vitamin C* nimmt und in dieser Zeit auch *Bärentraubenblättertee* trinkt. Nach fünf Tagen vermeidet man Fleisch, Colagetränke und was den Urin sauer macht. Statt dessen nimmt man 3× eine Messerspitze *doppelt kohlensaures Natron.* Einfacher ist es natürlich, den Wechsel statt fünf Tage sieben Tage durchzuführen. Gerade bei chronischen Erkrankungen kann diese Maßnahme sehr hilfreich sein. Da diese Krankheit schwere Nierenschäden nach sich ziehen kann, ist ärztliche Kontrolle unbedingt anzuraten.

Blasenentzündung (Zystitis)

Wärmeanwendung wie oben.
Cantharis comp., 4× bis 5× 10 bis 15 Kügelchen. *Argentum 0,4 %*, Salbe, täglich auf die Blasengegend auftragen.
Bärentraubenblättertee beziehungsweise *Blasentee* trinken.

Blasenschwäche, Reizblase

Sofern keine organische Ursache feststellbar ist, kann das aus Pflanzenauszügen und homöopathischen Mitteln zusammengesetzte Präparat *Inconturina®* hilfreich sein (3× täglich ca. 20 Tropfen). Auch Kürbiskerne sind hierbei wirksam. Ein entsprechendes Präparat ist *Kürbis-Granufink®*. Weitere pflanzliche Kombinationspräparate sind z. B. *Rhoival®* (Tropfen, Dragees) *Uvirgan®* und *Urgenin®*.

Bettnässen

Erforschung der Ursachen: Zum Beispiel Rückfall eines Kindes in eine frühere Entwicklungsstufe, wenn ein Geschwisterchen geboren ist: Versuch, mehr Beachtung zu erreichen; Trotzreaktion; zu tiefer Schlaf, nicht erkannte Blasen- oder Nierenstörungen, z. B. ein Harnwegsinfekt und andere Ursachen. In den meisten Fällen wird deshalb eine seelisch-pädagogische Maßnahme die medikamentöse Behandlung unterstützen müssen.
Die Medikamente richten sich nach der Krankheitssituation. Ein pflanzliches Mischpräparat ist z. B. *Cysto Fink*. Im allgemeinen ist mit diesen Medikamenten mit einer höheren Dosierung zu beginnen, die dann reduziert wird und eine längere Behandlung erfordert.

Prostata-Beschwerden

Hinter den bei Beginn harmlosen Beschwerden können sich schwerwiegende Krankheiten verbergen. Ärztliche Kontrolle ist unbedingt nötig.

Reizlose Kost, kein Pfeffer, wenig Milch, abends keine Milchprodukte und wenig trinken.

Eine große Anzahl bewährter pflanzlicher oder homöopathischer Kombinationspräparate stehen hierbei zur Verfügung, die vor allem bei Beginn der Beschwerden sehr wirksam sein können. Hiervon seien z. B. genannt:

Prostagutt®, 3× 15 bis 20 Tropfen für längere Zeit, *Sabal/Solidago comp.*, 3× bis 5× 10 Kügelchen, *Kürbis-Granufink® Cefasabal, Prostamed.* Die Wirkstoffe einer afrikanischen Pflanze enthalten die Präparate *Harzol®* und *Prostasal®*. In jedem Falle ist eine längere Einnahme des betreffenden Präparates nötig (ca. ¼ Jahr).

Lästig ist das Symptom des nächtlichen Wasserlassens. Diese Unannehmlichkeit kann man weitgehend vermeiden durch einen kleinen Trick: am Abend ißt man etwas Salziges, ein Stück Hering, Sardelle, Salzgurke oder ähnliches, und trinkt wenig. Am Morgen vermeidet man Salz und scheidet das angestaute Wasser und Salz durch reichliches Trinken, zum Beispiel eines halben Liters Kräutertee, wieder aus. Verstärkt wird die Wirkung durch zusätzliches Trinken von schwarzem Tee morgens. Dieser wird meistens besser vertragen als Kaffee, der unter Umständen reizt.

Reisekrankheiten

Hierunter versteht man das Auftreten von Übelkeit, die bis zum Erbrechen gehen kann, verbunden mit Kreislaufschwäche. Diese Erscheinungen treten auf vor allem bei schaukelnden Bewegungen wie sie sich in Schiffen, Flugzeugen oder bei Autofahrten auf kurvenreichen Strecken ereignen können.

Es gibt symptomatisch wirkende Medikamente, die in der Dauer sehr begrenzt sind. Sie müssen jedes Mal wieder genommen werden. Besser ist es, die Grundempfindlichkeit anzugehen. Bereits zwei bis drei Wochen vor Antritt der Reise nimmt man regelmäßig 3× bis 5× am Tag 5 bis 8 Tropfen beziehungsweise 1–2 Tabletten *Nausyn*®. Die genannten Beschwerden treten dann meistens gar nicht erst auf. (Ähnlich zusammengesetzt ist *Vertigoheel*®.) Ein einfaches Mittel kann oft hilfreich sein: man sollte versuchen, die Bewegung des Fahrzeuges aktiv mitzumachen. Deshalb wird zum Beispiel manchen Personen nur als Beifahrer schlecht, aber nicht, wenn sie selbst das Auto steuern.

Magen-Darm-Störungen

Im Zeitalter des Flugzeuges kommen häufig Menschen in kurzer Zeit in ein völlig anderes Klima mit anderen Lebensgewohnheiten und ungewohnten Nahrungsmitteln. Akute oder auch chronische Krankheiten sind die Folge. – Kommt man von kühleren in wärmere Gegenden, sind Magen-Darm-Katarrhe häufig. Die Ursachen können sehr unterschiedlich sein. Ein Grund dafür kann das häufige und kalte Trinken sein. Trinken ist bei großer Hitze durch den Flüssigkeitsverlust beim Schwitzen zwar nötig, das Getränk sollte jedoch nicht eiskalt sein. Der Empfindliche wird ein warmes, nicht heißes Getränk bevorzugen. Auch der Salzverlust beim Schwitzen muß ausgeglichen werden. Flüssigkeit und Salz lassen sich am einfachsten durch Suppen ergänzen (Bouillon!). Besonders ungünstig ist das Trinken nach dem Essen. Die Flüssigkeit nach einem süßen Nachtisch, vor allem aber nach Früchten, begünstigt die Gärung. Die beste Zeit zur Flüssigkeitsaufnahme ist zwischen den Mahlzeiten oder bis etwa 20 Minuten vor dem Essen (Apéritif!).

Infektionen

Häufig sind unsaubere Nahrungsmittel, besonders Obst, die Quelle für Infektionen, die sich dann in bedrohlichen Durchfällen äußern. Das Waschen von Obst ist sicher ratsam, hat aber oft (zum Beispiel bei Weintrauben oder sehr weichen Früchten) nur symbolischen Charakter. Bakterielle Verunreinigungen werden dadurch nur wenig und Rückstände von Spritzmitteln kaum entfernt. (Ein Apfel läßt sich wirklich reinigen.)
Weshalb werden aber manche Menschen von einem Nahrungsmittel krank, andere nicht? Dies ist oft eine Frage der Magensäure. Sie ermöglicht nicht nur das richtige Verdauen, sondern tötet auch Bakterien ab. Manche Menschen haben zu wenig oder gar keine Magensäure (ohne es zu wissen!). Sie werden anfälliger. Die wichtigste Vorbeugung ist, die wenige vorhandene oder fehlende Magensäure nicht durch Trinken kurz vor (das heißt weniger als 20 Minuten), während oder nach dem Essen zu verdünnen. Eine gute Suppe verdünnt zwar die Magensäfte, regt aber zugleich ihre neue Produktion gründlich an. Sie ist deshalb vor dem Essen durchaus berechtigt. Der nächste Schritt ist der Ersatz der Magensäure. Ein einfaches, wirksames Präparat ist *Citro-Pepsin*®. Man

nimmt es kurz vor dem Essen. Damit lassen sich «Verdauungsbe-schwerden» bei Reisen meistens vermeiden. Nicht ganz so wirk-sam, aber dafür allerorts zur Hand, ist unverdünnter Zitronensaft. Man fügt ihn den Speisen bei, wie es die meisten Einheimischen tun (nicht süßes Zitronenwasser oder Limonade!). Dadurch wird auch die Verdaulichkeit verbessert.

Kommt es dennoch zu einem Magen-Darm-Katarrh, so kommen die auf Seite 74 genannten Maßnahmen und Medikamente in Betracht.

Leberentzündung

Gefährlicher als eine «Magenverstimmung» oder eine Durchfall-erkrankung ist eine Leberentzündung. Gerade in warmen Gegen-den kann sie leicht erworben werden. Am Anfang stehen oft Symptome, die fehlgedeutet werden als Magenverstimmung, Appetitlosigkeit, Unverträglichkeit des Essens, Erkältung usw. Die Diagnose ist leicht, wenn es zu einer Gelbsucht kommt. Das ist jedoch nicht immer der Fall. Wenn die Magen-Darm-Symptome abklingen, aber Appetitlosigkeit und vor allem Müdigkeit und Antriebslosigkeit weiter anhalten, besteht der dringende Verdacht, daß die scheinbare Magenverstimmung eine Leberentzündung war oder noch ist. Sie sollte ärztlich behandelt werden. Insbeson-dere sind dann die auf Seite 70 genannten diätetischen Maßnah-men notwendig.[17]

Einen gewissen Schutz gegen all diese Störungen bieten nicht nur Sauberkeit und Zurückhaltung in der Auswahl der Speisen und der Menge, sondern auch Wärme. In früherer Zeit trug man gerade in wärmeren Gegenden eine Leibbinde, die die gefährdeten Organe, wie Leber, Magen, Darm, vor Kälteeinwirkungen schützen sollte. Ein richtiges Prinzip, das sinngemäß auch heute angewandt wer-den kann.

Rhythmus-Störungen

Probleme besonderer Art bringt das rasche Reisen von Ost nach West, besonders aber von West nach Ost, mit sich. So sind zwischen Europa und Nordamerika 6 Stunden oder mehr Zeitdifferenz, an die sich der Organismus erst im Laufe einiger Tage gewöhnt – bis sich der körpereigene Rhythmus dem Erdenrhythmus angepaßt hat. Eine Hilfe hierbei ist *Cardiodoron® mite* (in der Schweiz: *Onopordon comp. mite)*. Es wirkt auf die rhythmischen Vorgänge des Menschen, besonders auf das Herz-Kreislauf-System. Man nimmt bereits 2 bis 3 Tage vor der Reise 3× 10 Tropfen, während der Reise mehrmals täglich 10–15 Tropfen, nach der Reise an weiteren 2 bis 3 Tagen die gleiche Dosis.

Verletzungen

Grundsätzlich wird die Heilung des Organismus angeregt durch die Einnahme von *Arnica D3* (innerlich). Am Anfang stündlich 5 bis 7 Tropfen, nach einigen Tagen 3× 10 Tropfen.

Offene Wunden – sauber halten!

Falls erforderlich, Nähen oder Klammern durch den Arzt. Kleinere Wunden mit Schnellverband dicht zusammenziehen und trocknen lassen.

Schürfwunden

Mit *Wecesin® Streupuder* dick bestreuen und mit einem nichtanhaftenden Wundverband beziehungsweise mit Heftpflaster bedecken.

Eiternde Wunden

Umschläge mit *Calendula-Essenz,* 1 Eßlöffel auf 1 Tasse lauwarmes Wasser; etwa alle 4 Stunden Wechsel des Umschlages. Verbände mit *Heilsalbe.*

Prellungen, Quetschungen, Zerrungen, Blutergüsse

Möglichst rasch nach dem Unfall Umschläge mit *Arnika-Essenz* (1 Teelöffel auf 1 Tasse lauwarmes Wasser). Später *Arnika-Salbe* bis zur vollständigen Abheilung.

Bei Verstauchungen

Bänderzerrungen oder -rissen *sofort* eine elastische Binde fest anlegen, 1 bis 2 Stunden später wieder lockern. Verrenkungen bedürfen der fachkundigen Einrenkung.
Gleich nach dem Unfall wird *Arnika-Essenz* angewandt (siehe oben). Später empfiehlt sich die Anwendung von *Kytta-Plasma*® oder *Kytta-Salbe*®.
Für mindestens vier bis sechs Wochen und bei späterer Belastung sollte das betreffende Gelenk gewickelt werden mit einer der modernen, selbsthaftenden Bandagen, zum Beispiel «*Sporty*», die in verschiedenen Breiten im Handel sind.

Knochenheilung

Nach Knochenbrüchen kann sich die Heilung verzögern. Um diese anzuregen, gibt man *Arnica D3,* zunächst stündlich 10 Tropfen, nach 3 Tagen 3× täglich 15 Tropfen; nach etwa 1 Woche *Aufbaukalk 1* und *2,* (Nr. 1 morgens, Nr. 2 abends) je 1 Messerspitze.

Verbrennungen

Kein Mehl, Öl, Puder oder ähnliches anwenden! Verbrannte Stelle sofort in sauberes, *kaltes* Wasser bringen. Leitungswasser des öffentlichen Versorgungssystems ist in diesem Sinne einwandfrei. Man erreicht nicht nur eine augenblickliche Schmerzlinderung, sondern es werden die entstandenen giftigen Produkte herausgelöst. Der Heilungsverlauf ist entsprechend besser als bei trockener oder Salben-Behandlung. Dem kalten Wasser wird *Combudoron®* *Flüssigkeit, 1:10,* zugesetzt, das heißt, auf 1 l Wasser 100 ml *Combudoron®* (besser als Wasser ist eine knapp 1%ige Salzlösung). Dieses Bad sollte alle 6 Stunden erneuert werden. Ist ein Bad nicht möglich, legt man dicke Mullagen, die ständig mit kalter verdünnter *Combudoron®* feucht gehalten werden müssen, auf die verbrannte Haut. Die Auflagen alle 6 bis 8 Stunden erneuern. Blasen, die sich bilden, nicht aufschneiden, sondern mit Alkohol betupfen und mit einer sauberen Nadel aufstechen. Nun kann der Blaseninhalt abfließen. Je nach Größe der Verbrennung kann es eine schwere Allgemeinreaktion geben (sogenannte Verbrennungskrankheit), die einen Krankenhausaufenthalt erforderlich macht. In jedem Falle dem Kranken – nicht dem Bewußtlosen – zu trinken geben (Wasser, Tee, aber keinen Alkohol!), am besten unter Zugabe von etwas Salz. Die abheilende Brandwunde wird mit *Combudoron®* *Salbe* behandelt. *Combudoron®* *Gelee* (in der Schweiz: *Arnical/Urtica urens, Gelatum)* ist vor allem zur Behandlung von Sonnenbrand und Verbrennungen im Gesicht angezeigt. Nicht zu dünn auftragen.

Insektenstiche

Mit *Combudoron®* *Flüssigkeit* unverdünnt betupfen oder *Combudoron®* *Gelee* auftragen.

Heißes Geldstück auf den Stich drücken → zerstört das Gift; zur Desinfektion Teebaumöl drauftupfen

Wetterfühligkeit

Hierbei ist *Solum uliginosum comp.* zu empfehlen. Man nimmt mehrmals täglich 10 bis 15 Kügelchen. Mitunter wirkt dasselbe Medikament als Bad besser: 2 Eßlöffel des Badezusatzes zum Vollbad. Für schwere Fälle ist dieses Medikament auch zur Injektion erhältlich.

Zahnpflege

Der schädliche Einfluß von süßen Produkten bei der Entstehung von Karies ist zweifelsfrei erwiesen. Schlimmer als Zucker selbst sind die zähen Produkte wie Schokolade, Gebäck und so weiter, die stärker an den Zähnen haften bleiben. Daher ist das Zähneputzen nach Genuß von Süßigkeiten eine Notwendigkeit.

Stark desinfizierende Zahnpasten und Mundwasser greifen die Mundflora an und stören das natürliche Gleichgewicht der Schleimhaut.

Zur regelmäßigen Zahnpflege: *Weleda-Zahncreme* (in der Schweiz: *Ratanhia Zahncrème*) oder *Sole-Zahncreme* (frei von Seife und Detergentien), *Weleda-Mundwasser*.

Zahnfleischbluten: Massieren mit *Weleda-Mundwasser* unverdünnt.

Erleichterung des Zahnens bei Säuglingen: *Chamomilla, Radix D3*, 3× täglich 5 Tropfen, eventuell im Wechsel mit *Kieserit D4*.

Zahnfleischentzündungen, Mundfäule, Zahneiterungen

Spülungen mit *Calendula-Essenz 20 %*, 1 Teelöffel auf 1 Glas warmes Wasser. Längere Zeit im Mund lassen oder damit spülen. (Siehe auch unter Mundschleimhautentzündung S. 81).

Parodontose (Zahnfleischschwund)

Das ist eine Erkrankung des ganzen Organismus, nicht nur eine örtliche Erscheinung. Grundlage einer Verbesserung dieses Zustandes ist die Vollwertkost (s. S. 21).

Neben der zahnärztlichen Behandlung: *Mundbalsam* oder *Zahn-fleisch-Balsam*, mehrmals täglich, besonders am Abend nach dem Zähneputzen, auf die möglichst trockene Mundschleimhaut beziehungsweise zwischen die Zähne verteilen. *Mundbalsam – flüssig.*

Überempfindliche Zahnhälse

Kieserit D6, 3× täglich 8 bis 10 Tropfen, nach etwa einem Monat *Kieserit D20,* 2× täglich 10 Tropfen.

Zahnschmerzen

(nach zahnärztlicher Behandlung oder bevor diese einsetzen kann)
Cepa D3, stündlich 10 Tropfen im Wechsel mit *Mercurius vivus naturalis D6,* 1 Tablette. Nach operativen Eingriffen oder Extraktionen *Arnica D3* (s. S. 110).

Krebs (Krebskrankheit)

Dieses weitverbreitete und gefürchtete Leiden erfordert eine ärztliche Behandlung. Sie besteht heute größtenteils aus Operation, Bestrahlung und/oder Chemotherapie. Diese Maßnahmen bewirken eine Entfernung oder wenigstens Abtötung der unkontrolliert wachsenden Krebszellen. Welche der betreffenden Maßnahmen angewendet werden, ist Sache des Arztes. Darüber hinaus ist es jedoch möglich, die körpereigene Abwehr gegen die wuchernden Zellen zu aktivieren. Dies wird seit Jahrzehnten von vielen Ärzten mit Mistelpräparaten erreicht[16]. Die bekanntesten Präparate daraus sind *Iscador®, Helixor®, Iscucin®, Abnoba-viscum®, Isorel.* Ihre Anwendung sollte keinesfalls durch Laien erfolgen, sondern es sind genaue Kenntnisse notwendig. Ärzte erhalten von den Herstellern hierüber detaillierte Auskünfte.

«Krebs» ist jedoch keineswegs ein nur örtliches Geschehen, das durch örtliche Behandlung allein behandelt werden könnte, wie man jahrzehntelang glaubte. Die Krebskrankheit ist vielmehr eine Erkrankung des ganzen Organismus. Deshalb erfordert die Behandlung ein Eingehen auf die gesamte Persönlichkeit. Unterstützend können hierbei eine Änderung der Lebensführung (s. Seite 13) und diätetische Maßnahmen sein. Mit Ernährungsmaßnahmen allein ist zwar kein Krebs zu heilen. Er kann aber durch ungünstige Ernährung hervorgerufen oder gefördert werden. Grundlegend sollte man die bereits erwähnten Gesichtspunkte für die Ernährung (Seite 21) berücksichtigen. Insbesondere die Funktionen von Leber[17] und Darm sind bei den meisten Krebskranken beeinträchtigt. Zur entgiftenden Darmtätigkeit kommt besonders Karlsbader Salz oder Bittersalz zur Anwendung, wie sie auf S. 79 beschrieben ist.

Rauchen und Zucker sollten gänzlich gemieden, die Zufuhr von Eiweiß begrenzt werden. Eine knappe Ernährung wirkt sich in jedem Falle günstiger aus als eine reichliche.

Zuckerkrankheit, Diabetes

Diese Krankheit hat ihren akut lebensbedrohlichen Schrecken durch die modernen Medikamente verloren. Sie können die Krankheit jedoch nicht heilen, das heißt sie zum Verschwinden bringen. Der Patient ist auf die betreffenden Medikamente in den meisten Fällen zeitlebens angewiesen. Viele Menschen in zivilisierten Ländern haben eine diabetische Veranlagung, die bis zu einem gewissen Grade auch erblich ist. Ohne es zu wissen, leiden sie an sogenanntem latenten Diabetes. Die Ursachen für die Erkrankung sind vielfältig. Auf jeden Fall fördert der heutige übermäßige Zuckerverbrauch und Konsum von Weißmehlprodukten die Krankheit. Deshalb müssen Diabetiker darauf verzichten. Schwerere Fälle bedürfen der exakten diätetischen und medikamentösen Einstellung, die selbsttätig keinesfalls geändert werden darf.

Auch hierbei spielt die Lebensführung eine entscheidende Rolle. Besonders bei jugendlichen Diabetikern ist körperliche Tätigkeit anzuraten. Verschiedene Pflanzen als Tee, Saft oder Zubereitung in Form von Tabletten können das Leiden günstig beeinflussen. Ihre Anwendung sollte jedoch mit dem Arzt besprochen werden. Seit altersher werden Heidelbeerblätter als Tee angewandt. Ein Präparat daraus ist *Diabetonit*®. Ferner: *Glycobosan*® und andere.

Nachwort

Viele der hier erwähnten Maßnahmen und Medikamente werden heute von Ärzten, Therapeuten und Heilpraktikern benutzt. Dennoch ist es so, daß die meisten Patienten, die heute zum Arzt kommen, ein Rezept erwarten für eine Medizin, die ihre Beschwerden rasch beseitigen soll. Es dürfte klar sein, daß dadurch die symptomatisch wirkenden Medikamente bevorzugt werden. Die medizinische und pharmazeutische Forschung richtete deshalb in den letzten Jahrzehnten ihre Aufmerksamkeit immer mehr auf die Entwicklung von rasch und intensiv wirkenden Medikamenten, die den älteren Verfahren «überlegen» erscheinen. Bei diesem Vorgehen wurde das Prinzip der Heilung, das das Ziel einer jeden Behandlung sein sollte, vernachlässigt.

Solch eine rasch wirkende Substanz der Chemotherapie greift vordergründig in eine Störung ein, ohne nach den Ursachen zu fragen. Dies kann selbstverständlich manchmal notwendig sein. Die häufig damit verbundenen Nebenwirkungen (z. B. die Contergan-Katastrophe) brachten eine Verschärfung des Arzneimittelgesetzes. Um eine größere Sicherheit zu erreichen, wurden nicht nur strengere und allgemein gültige Prüfungen, sondern der Wirkungsnachweis[15] verlangt. Die zugrundeliegende Idee – nämlich größere Sicherheit und zuverlässige Wirksamkeit – klingt sehr plausibel, jedoch ist die Durchführung so, daß die Prüfungsmethode – die für die auf synthetischem Wege gewonnenen Medikamente durchaus berechtigt ist – auch auf die Naturheilmittel übertragen wurde. So ist ein Hauptargument, daß auch Naturheilmittel schädlich sein können. Zweifellos gibt es sehr giftige Pflanzen und auch Tiere, die sogar zu tödlichen Vergiftungen führen können. Es kommt jedoch auf die Dosierung und sinnvolle Anwendung an.

Schließlich kann man auch mit gewöhnlichem Küchensalz einen Menschen töten, wenn man ihn zwingt, etwa ein halbes Pfund davon zu essen. Genau dieses Salz kann für einen Menschen ein Heilmittel sein, zum Beispiel wenn er einen zu niedrigen Blutdruck hat, aber bei einem anderen schon in geringen Mengen geradezu als Gift wirken, wenn dieser einen zu hohen Blutdruck hat. Dasselbe gilt für Kaffee und andere Dinge des täglichen Lebens. Daraus ersieht man die Problematik von sogenannten Normwerten und Höchstdosen oder gar gesetzlichen Regelungen. Der Schutz des Staates vor Giftwirkung erstreckt sich auch auf homöopathische Medikamente. Deshalb untersteht z. B. Belladonna D3 der Rezeptpflicht, obwohl selbst bei erheblicher Überdosierung eine Vergiftung ausgeschlossen werden kann. Pflanzen, die unter bestimmten Umständen im Tierversuch Krebs erzeugen können, wie z. B. Aristolochia, die Osterluzei, sind entweder total verboten oder erst ab D10 zulässig, obwohl deren Heilwirkung zum Teil unersetzlich ist und Krebsfälle bei Menschen nie beobachtet wurden.

Wie wirken Naturheilmittel? Die hier erwähnten Zubereitungen aus Pflanzen oder Mineralien (Phytotherapie, Naturheilkunde, Homöopathie und anthroposophische Medizin) liegen alle in einem Bereich, der bei bestimmungsgemäßem Gebrauch eine Giftwirkung ausschließt. Sie sind in ihrer Wirkung so veranlagt, daß nicht ein einzelnes Symptom getroffen wird, sondern der ganze Organismus angeregt wird, die Krankheit zu überwinden. Es ist deshalb berechtigt, diese Medikamente Heilmittel zu nennen.

Das heute routinemäßig geübte Unterdrücken von Krankheiten mit symptomatisch wirkenden Mitteln hat die Folge, daß es immer mehr kranke Menschen gibt. Insbesonders auch dadurch kommt es zu der Kostenexplosion auf dem Gesundheits- – besser gesagt –

Krankheitssektor. Die Leistungsgrenze ist nahezu erreicht. Auch das Kostendämpfungsgesetz kann daran nichts ändern – im Gegenteil, es wird sogar Mehrkosten verursachen, da es im ganzen gesehen nur symptomatisch ansetzt und nicht an der Wurzel.[14] Hinzu tritt eine falsch verstandene Vorsorge: nicht nur zieht das Unterdrücken beziehungsweise Verhindern von Krankheiten andere, meist schwerere Krankheiten nach sich, sondern durch das heutige System der Krankenkassen erwartet jedes Mitglied, daß es seinen Beitrag auch wieder «herausholt». Durch das ersatzlose Krankschreiben tritt eine Art Anspruch auf Krankheit auf. Wer seine Gesundheit systematisch ruiniert, zum Beispiel durch übermäßigen Konsum von Tabak oder Alkohol, auch Leichtsinn, handelt nicht nur unverantwortlich sich selbst und seinen Angehörigen gegenüber, sondern schädigt auch die Allgemeinheit über die Krankenkasse und andere Einrichtungen.

Eine Änderung dieser Verhältnisse ist nicht etwa zum Beispiel durch eine noch strengere staatliche Regelung oder Gesetze zu erwarten; das System als solches ist krank! Eine Änderung von Grund auf kann nur von der Einsicht und Initiative jedes einzelnen ausgehen. Hierzu ist es nötig, den Sinn von Krankheiten zu erkennen, diese zur Ausheilung zu bringen und verschiedene Lebensgewohnheiten im Sinne der eingangs erwähnten Hygiene zu erweitern. Erst dann ist Heilung möglich, das heißt die wirkliche Überwindung der Krankheit zur Gesundheit.

Anregungen zu einer Hausapotheke

In keinem Haushalt sollte eine Hausapotheke fehlen. Das Apothekerschränkchen sollte in seinen oberen Fächern, in denen die Arzneimittel untergebracht sind, verschließbar sein. Darunter sollte noch eine Schublade vorhanden sein, in welcher Verbandsmaterial und anderes für die *Erste Hilfe* Platz findet.

Für die Hausapotheke wäre ein trockener und kühler Ort am besten geeignet. Für Kinder darf sie jedoch nicht erreichbar sein. Auf allen Medikamenten sollen die Bezeichnung des Inhaltes und der Verordnung stehen.

Die Hausapotheke kann den Arzt nicht ersetzen. Ihre Aufgabe ist es, für die *Erste Hilfe* und bei leichten Beschwerden da zu sein.

Vorsicht mit stark wirkenden Mitteln, die für einen bestimmten Krankheitsfall verordnet wurden! Sie sollen normalerweise nur für die Dauer des verordneten Gebrauchs in der Hausapotheke aufbewahrt werden. Bitte den Arzt fragen, wenn sie später wieder verwendet werden.

Den Grundstock der Hausapotheke bilden die Krankenpflegeartikel, die immer wieder gebraucht werden, dazu ausreichendes Verbandsmaterial, schmerzlindernde Mittel, verschiedene Teesorten und andere Hausmittel, die der Arzt verordnet hat.

Zusammenstellung einer Hausapotheke

Hausmittel

Abführtee	
Baldrian	bei nervöser Unruhe *ohne* Fieber
Fenchel	bei Bauchbeschwerden kleiner Kinder
Pfefferminze	bei Magenbeschwerden Erwachsener
Kamille	bei Krampfzuständen, Koliken, Entzündungen
Lindenblüten	bei Erkältungen
Salbei	bei Halsschmerzen
Wermut	bei Verdauungsschwäche
Melissengeist	bei Unpäßlichkeiten
Olbas, Po-Ho (Balsam und Fluid) Multiplasan®-Öl, Sanavita o. ä.	Erkältungen, örtliche Entzündungen, Schmerzen

Medikamente

Aspirin	Schmerzen (S. 9, 88)
Heilerde (innerlich)	Magen-/Darmstörungen (S. 72)
Heilsalbe	Wundbehandlung (S. 110 f.)
Combudoron®, Flüssigkeit und Gelee	Verbrennungen (S. 112)
Arnika-Essenz	Verletzungen, äußerlich (S. 110)
Infludo®	Grippe (S. 43)
Cardiodoron® mite	Herz/Kreislauf (S. 27, 65, 67, 109)
Veratrum album D4	Kreislauf (S. 74)

Kaffeekohle
  (Carbo Königsfeld)   Durchfall (S. 74)
Artemisia comp.   Völlegefühl (S. 73)
Mercurius cyanatus D4   Angina (S. 81)
Bolus Eucalypti comp.   Halsschmerzen (S. 81)
Birkenkohle comp.   Darmkatarrh (S. 74)
  (in der Schweiz: Carbo Betulae comp.)
Chamomilla comp.   Kinderkrankheiten (S. 55)
  Suppositorien
Viburcol® Zäpfchen   Fieber bei Kindern (S. 46)
Levisticum (Radix) D3   Ohrenschmerzen
Levisticum-Öl   Mittelohrentzündung (S. 85)

Geräte und Hilfsmittel

Wärmeflasche   Splitterpinzette
Einlaufgerät (Irrigator) Mundspatel
Fieberthermometer   Sicherheitsnadeln
1 Schere   Lederfingerling

Erste-Hilfe-Material

2 Mullbinden, 6 cm breit   1 Verbandspäckchen, klein
2 Mullbinden, 8 cm breit   2 Verbandspäckchen, mittel
1 Verbandspäckchen, groß   Verbandswatte, 50 g
1 Wundschnellverband, 50×4 cm (nicht haftend)
1 Wundschnellverband, 50×6 cm (nicht haftend)
1 Wundschnellverband, 50×8 cm (nicht haftend)
2 Verbandsklammern
1 Dreiecktuch
1 Arterienabbinder

Die Telefonnummern von Arzt, Notdienst und Krankentransport sowie der Vergiftungszentrale (Rufnummer bei Ihrem Arzt oder bei Ihrer Apotheke erfragen) dürfen nicht vergessen werden.

Die Hausapotheke muß jederzeit voll funktionsfähig sein. Achten Sie darum streng darauf, daß einmal entnommene Arzneimittel und Verbandsstoffe sofort ersetzt werden!

Merktafel

Notruf _____

Name und Adresse des Hausarztes:

_____

_____ Tel. _____

Ihre Apotheke:

_____

_____

_____ Tel. _____

Hilfe bei Vergiftungserscheinungen (bei Ihrer Apotheke erfragen)

_____

_____

Blutgruppe von _____ Gruppe   _____
                      (Name)
                                  Rhesus-Faktor:_____

Blutgruppe von _____ Gruppe: _____

                                  Rhesus-Faktor:_____

Blutgruppe von _____ Gruppe: _____

                                  Rhesus-Faktor:_____

Blutgruppe von _____ Gruppe: _____

                                  Rhesus-Faktor:_____

Letzte Tetanus-Schutzimpfung:

von _____ Datum _____
(Name)

von _____ Datum _____

von _____ Datum _____

von _____ Datum _____

Chronische Krankheiten / Allergien:

_____

_____

_____

_____

Bemerkungen:

_____

_____

_____

_____

_____

Literaturhinweise

1 Walther Bühler/Otto Wolff «*Anthroposophische Medizin und ihre Heilmittel*», 1982*
   Otto Wolff «*Anthroposophisch orientierte Medizin und ihre Heilmittel*», Stuttgart 1990[5]
   Rudolf Steiner, «*Gesundheit und Krankheit*», Thementaschenbuch 10, Stuttgart 1988[2]

2 Martin Stübler «*Was ist Homöopathie?*», 1980*

3 Walther Bühler «*Mit dem Bildschirm leben*», 1982*
   Walther Bühler/Hellmut Vermehren «*Radio und Kino – Gefahren für die Seele*», 1980*
   Friedrich Oberkogler «*Pop-Musik – die Faszination der Jugend*», 1982*

4 Margarethe Hauschka «*Künstlerische Therapie*», 1983*

5 Rudolf Treichler «*Depression als Zeitkrankheit*», 1981*

6 Grundlegende Werke:
   Rudolf Steiner, «*Naturgrundlagen der Ernährung*», Thementaschenbuch 6, Stuttgart 1989[3]
   Rudolf Steiner, «*Ernährung und Bewußtsein*», Thementaschenbuch 7, Stuttgart 1989[3]
   W. Ch. Simonis «*Korn und Brot*», Stuttgart 1981
   Gerhard Schmidt «*Dynamische Ernährungslehre*», Bd. I u. II, Proteus-Verlag, St. Gallen
   Werner Loeckle «*Bewußte Ernährung und gesunde Lebensführung*», Freiburg 1970
   Werner Kollath «*Getreide und Mensch – eine Lebensgemeinschaft*», Bad Homburg v.d.H., 1964

---

* Merkblätter zur Gesundheitspflege im persönlichen und sozialen Leben, zu bestellen beim Verein für ein erweitertes Heilwesen e. V., D-7263 Bad Liebenzell/UL

Praktische Werke:

Udo Renzenbrink «*Ernährung unserer Kinder*», Stuttgart 1988[7]
und «*Ernährung in der zweiten Lebenshälfte*», Stuttgart 1991[4]
«*Aus Barbara Hübners feiner Würzküche*», Bd. 1 1988[2], Bd. 2,
Stuttgart 1986
H. Dengler und A. Rohlfs-von Wittich «*Gemüse, Kräuter, Obst*»,
1987[3]

Udo Renzenbrink «*Zeitgemäße Getreide-Ernährung*», Dornach
1979
und «*Ernährungskunde aus anthroposophischer Erkenntnis*», Dornach 1979

M. O. Bruker «*Unsere Nahrung – unser Schicksal*», Dreieich
Freya Jaffke «*Getreidegerichte – einfach und schmackhaft*», Stuttgart
1986[10]
A. Ljungquist «*Zur Qualität der Ernährung*», Dornach 1972
M. Piepenstock «*Internationales Gaumenkursbuch*», München 1959
Gabriele Kieninger «*Einfacher leben – einfacher essen*», Gesundheitsratgeber, Dreieich 1982
J. Früchtel «*Das große Vollkorn-Kochbuch*», München

Ernährungsrundbrief. Erscheint viermal im Jahr. Arbeitskreis für
Ernährungsforschung. Bad Liebenzell

7   Otto Wolff/Wolfgang Schaumann «*Gesunde Erde – gesunder
Mensch*», 1982*

8   Els Eichler «*Wickel und Auflagen*», 1982*

9   Wilhelm zur Linden «*Geburt und Kindheit*», Frankfurt/Main 1982[11]
(Kartonierte Kurzfassung des Buches: *Dein Kind, sein Werden und
Gedeihen.* Frankfurt/Main 1975)
W. Göbel/M. Glöckler «*Kindersprechstunde*», Stuttgart 1986

10   Wilhelm zur Linden/Walther Bühler/Otto Wolff «*Vom Sinn der Kinderkrankheiten*», 1982*
Martin Hallich, *Was tun, wenn unser Kind erkrankt? Ein Ratgeber für
die erste Hilfe*, Freiburg, s. auch Anm. 9

11   M. O. Bruker «*Stuhlverstopfung in 3 Tagen heilbar*», Dreieich

12 Rudolf Treichler/Walther Bühler/Alfred Schütze *«Die Nervosität. Ich habe keine Zeit»*, 1982*

13 van Benthem/Bos/Visser/de la Houssaye *«Krankenpflege zu Hause – auf der Grundlage der anthroposophisch orientierten Medizin»*, Stuttgart 1988[3]

14 Dr. Rüdiger Zuck *«Grundrechtsschutz und Grundrechtsentfaltung im Gesundheitswesen»*, Ein verfassungsrechtlicher Exkurs. Herausgegeben vom Verein für ein erweitertes Heilwesen e. V., Stuttgart 1983

15 Rainer Burkhardt/Gerhard Kienle *«Die Zulassung von Arzneimitteln»*, Stuttgart 1982

16 Rita Leroi/Walther Bühler/Hans Werner *«Krebs – die Krankheit unserer Zeit»*, 1982*

17 Otto Wolff *«Die Leber – Organ der Lebenskraft»**; Otto Wolff *«Das Rätsel der Allergie»*. 1988*

18 M. O. Bruker *«Nie mehr erkältet»*, Dreieich

* Merkblätter zur Gesundheitspflege im persönlichen und sozialen Leben, zu bestellen beim Verein für ein erweitertes Heilwesen e. V., D-7263 Bad Liebenzell/UL

Heilmittelverzeichnis

Im Gegensatz zu Deutschland sind in der Schweiz die in diesem Verzeichnis unter Apotheken aufgeführten Präparate auch in den Drogerien erhältlich. Es betrifft dies: Tees wie Ackerschachtelhalm, Bärentraube, Bockshornklee, Holunderblüten, Lindenblüten, Salbei usw. Ferner Bitter-Salz, Glauber-Salz, Karlsbader Salz, Senfmehl, Sanddorn-Saft sowie z. B. Eukalyptusöl.

Name:	Hersteller:
ABC-Pflaster®	Beiersdorf
Abführtee	Weleda u. a.
Acerola, Sanddorn Kapseln	Alsitan
Ackerschachtelhalm	Apotheke
Aconit-Nervenöl (Aconitum comp., Oleum)	Wala
Aconitum napellus D 4, Dilution	Weleda u.a.
Aconitum/China comp. Zäpfchen u. Glob.	Wala
Aescosulf®, Dragees und Tropfen	Müller-Rorer
Agiolax®, Granulat	Madaus
Agnolyt	Madaus
Aknepräparate	Wala
Akne Medice Kombination	Medice
Aknichthol	Ichthyol
Amara-Tropfen	Weleda
Anaemodoron/Gentiana lutea D 2 aa, Dilution	Weleda, Schweiz
Angocin®, Dragees und Salbe	Repha
Anis-Pyrit D3, Tabletten	Weleda
Antihypertonicum »Schuck«, Dragees	Schuck KG
Apatit/Phosphorus comp. S und K, Dilution	Weleda
Apis mellifica D3, Dilution	Weleda u.a.
Aplona®, Pulver	Kali-Chemie
Archangelica comp., Salbe	Weleda
Archangelica 5 %, Salbe	Weleda, Schweiz

Argentum metallicum praeparatum 0,4 %	Weleda
Argentum per Bryophyllum 1%, Dilution	Weleda, Schweiz
Argentum per Thujam 0,1 %, Dilution	Weleda, Schweiz
Arnica comp./Apis	Weleda
Arnica comp. c. api Salbe	Weleda
Arnica comp./Formica	Weleda
Arnica, Planta tota D3 und D20, Dilution	Weleda u.a.
Arnika-Essenz	Weleda u.a.
Arnika-Salbe 10 % und 30 %	Weleda
Arsenicum album D10, Dilution	Weleda u.a.
Artemisia comp., Dilution	Weleda
Arthrodynat®, Salbe und Tropfen	Ziethen
Arthrosenex®, Salbe	Brenner
Arthrosetten®, Dragees	Brenner
Asthmakhellin	Steigerwald
Asthmavowen	Vogel & Weber
Aufbaukalk 1 und 2, Pulver	Weleda
Aurocard®, Tropfen	Madaus
Avena sativa comp., Dilution	Weleda
Avena sativa/Valeriana, Dilution	Weleda
Babylax®, Mikroklysma	Dentinox
Bärentraubenblätter	Apotheke
Basica, Pulver	Protina
Belladonna/Chamomilla, Globuli	Wala
Belladonna D4 und D6, Dilution	Weleda u. a.
Berberis-Tonicum	Pascoe
Beruhigungs- und Schlaftee	Weleda
Bifiteral®, Sirup	Thomae-Duphar
Biodoron 5 %, Tabletten	Weleda, Schweiz
Biral®, Dragees	Madaus
Birken-Elixier	Weleda
Birkenkohle comp., Kapseln	Weleda
Bittersalz	Apotheke
Blasen- und Nieren-Tee	Hevert, Nattermann, Stada-Chemie u. a.

Bockshornklee	Apotheke
Bolus Eucalypti comp.	Weleda
Bolus Gurgelpulver	Weleda, Schweiz
Borago 20 %, Äußerlich	Weleda
Broncholind®, Hustentropfen, Pulvertee und Salbe	Klosterfrau
Brückenauer Wernazer Quelle	Apotheke
Bryophyllum Argento cultum D2, Dilution	Weleda
Bunetten®, Dragees	Woelm Pharma
Calamus, Oleum aethereum 5 %	Wala
Calendula-Essenz	Weleda, Wala
Calendula/Stibium	Weleda
Cantharis comp., Globuli	Wala
Cantharis D 10	Weleda
Caprisana, Salbe	Intern. Apotheken
	z. B. Dr. B. Miller, Stuttgart, in der Schweiz Affolter, Amriswil
Carbo Betulae 5 %/Oleum aethereum Carvi 1 %, Trituration	Weleda
Carbo Königsfeld®, Pulver	Müller/Göppingen
Cardibisana, Mixtur	Hotz
Cardiodoron® mite, Tropfen	Weleda
Cardiospermum, Salbe	DHU
Carduus marianus 20 %, Dilution	Weleda
Carduus Marianus D 1, Dilution	Weleda, Schweiz
Carminativum-Hetterich, Tropfen	Galenika-Hetterich
Carmol®, Tropfen	Omegin
Carvomin®, Tropfen	Madaus
Carvon, Tabletten	Weleda, Schweiz
Cefadiarrhon®, Tropfen und Tabletten	Cefak
Cefanephrin®, Tropfen	Cefak
Cefasept®, Tropfen	Cefak
Cefaspasmon	Cefak
Cefavenin®, Tropfen	Cefak
Cepa D3, Dilution	Weleda u. a.
Cesralax®, Dragees	Redel

Chamomilla, Radix D3, Dilution	Weleda
Chamomilla comp. Suppos.	Weleda, Schweiz
Choleodoron®, Tropfen	Weleda
Cina comp., Tropfen	Weleda
Coldastop®, Nasenöl	Desitin
Combudoron®, Flüssigkeit, Gelee und Salbe	Weleda
Conchae/Quercus comp. S und K, Trituration	Weleda
Contramutan®, Dragees, Kindersuppositorien, Saft und Tropfen	Müller-Rorer
Corodoc®, Tropfen	Fides
Crataegus Tabletten und Tropfen	Weleda
Crataegutt®, Dragees und Tropfen	Schwabe
Cuprum aceticum D4, Dilution	Weleda
Cuprum metallicum praeparatum 0,4 %, Salbe	Weleda
Cystinol, Flüssigkeit	Schaper & Brümmer
Cystiselect	Dreluso
Daluwal®, Compretten	Cascan
Depuran®, Kapseln	Nattermann
Diabetonit 125	Wölfer
Diarrheel®, Tabletten	Heel
Digestodoron®, Tropfen	Weleda
Disci comp. Ampullen, Globuli und Salbe	Wala
Dränaven®, Salbe	Promonta
Duoform®-Balsam und Dragees	Mauermann
Echinacea-Mundspray	Wala
Echinacea 30 %	Weleda
Echinacin®, Tropfen	Madaus
Echinatruw® intern/extern, Tinktur	Truw
Eichenrinde-Extrakt	Pino
Emser Kränchen	Siemens
Emser Nasensalbe echt®	Siemens
entero sanol®, Dragees, Kapseln und Saft	Sanol
Entsäuerungssalz	Dr. Bösser, Barnstedt

Enzian-Anaemodoron®, Tropfen	Weleda
Equisetum cum Sulfure tostum D3, Trituration	Weleda
Esberisan®	Laves
Esbericard®, Tropfen	Schaper & Brümmer
Esberitox®, Suppositorien, Tabletten und Tropfen	Schaper & Brümmer
Eucarbon, Tabletten	Conum, Hamburg
Eukalyptusöl/ätherisches	Apotheke
Euphorbium comp.-Nasentropfen, Dosierspray ohne Treibgas	Heel
Exodor	Müller-Rorer
Fagorutin, Buchweizen-Tee	Fink
Fangotherm	Eifelfango
Fapack	Hartmann
Ferrum per Urticam 1%, Dilution	Weleda, Schweiz
Ferrum phosphoricum comp., Streukügelchen	Weleda
Fichtennadel-Bademilch	Weleda
Fichtennadel-Extrakt	Pino
Fissan®, Hämorrhoidalsuppositorien	Taeschner
Fissan Lebertranpaste	Fink
Floralax®, Lacktabletten	Jossa-Arznei
Forapin®, Salbe	Mack, Illertissen
Fungichthol	Ichthyol
Gelsemium D4 und D30, Dilution	Weleda u. a.
Gencydo® 3 %, Ampullen und Gencydo®, Flüssigkeit	Weleda
Gentiana lutea 5 %, Dilution	Weleda
Glaubersalz	Apotheke
Glycilax®, Suppositorien	Engelhard
Glycobosan®, Saft	Wira
Goldtropfen-Hetterich®	Galenika-Hetterich

Gripp-Heel®-Tabletten	Heel
Gripps®, Tropfen	Pascoe
Guttacor®-Balsam und Tropfen	Galenika-Hetterich
Hämorrhoidalzäpfchen	Weleda
Hamamelis comp., Salbe	Weleda
Hametum®, Hämorrhoidalzäpfchen, Salbe	
und Extrakt	Schwabe
Hautfunktionsöl (Massageöl)	Weleda
Hauttonikum	Weleda
Heilsalbe	Weleda
Hepar-Stannum D4, Dilution	Weleda
Hepar Sulfuris D4, Trituration	Weleda u. a.
Hepatodoron®, Tabletten	Weleda
Hermes Bronchialtee Nr. 5	Hermes
Heuschnupfenmittel, Tropfen	DHU
Hirudoid®, Gel	Luitpold
Hocura®-Spondylose, Salbe	Pascoe
Holle-Kindernahrung	Holle
Holunderblüten	Apotheke
Hovaletten®, Dragees	Zyma
Huflattich-Pflanzensaft	Kneipp,
	Schoenenberger
Hustentee	Weleda
Husten-Elixier	Weleda
Hypercard	Hotz
Hyperforat	Klein
Ilon-Abszeß-Salbe®	Redel
Inconturina®, Tropfen	OTW
Infludo®, Tropfen	Weleda
Influtruw®, Tropfen	Truw
Ipecacuanha D6, Dilution	Weleda u. a.
Isla-Moos-Pastillen	Engelhard
Japanisches Heilpflanzenöl, JHP-Öl	Rödler
Kalium phosphoricum comp., Tabletten	Weleda

Kamillosan®, Liquidum und Lösung	Degussa Homburg
Karlsbader Salz	Apotheke
Kastanien-Bad	Weleda, Wala
Kephalodoron® 5 %, Tabletten	Weleda
Kieserit D4, D6 und D20, Dilution	Weleda
Klimaktoplant®, Tabletten	DHU
Kneipp Kräuter-Dragees	Kneipp
Kneipp® Rheuma Tee	Kneipp
Korodin®, Tropfen	Robugen
Kürbis-Granufink®, Granulat	Fink
Kupfersulfatlösung 20 %	Apotheke
Kytta-Plasma®, Umschlagpaste und	
Kytta-Salbe®	Kytta-Werk
Kytta Nagelsalbe®	Kytta-Werk
Lachesis D12, Dilution	Weleda u. a.
Lactisol®-Paste	Gelactopharm
Lactulose Neda®, Sirup	Neda
Lactuflor	Chephasaar
Laevilac®, Sirup	Wander Pharma
Lavendel-Bademilch	Weleda, Wala
Laxherba®, Dragees	Kattwiga
Lebertransalbe	Apotheke
Lecicarbon® CO_2-Laxans, Suppositorien	Athenstaedt
Leukona-Sulfomoor-Bad	Atzinger
Levisticum 10 %, Öl	Weleda
Levisticum (Radix) D3, Dilution	Weleda
Lichenes comp.	Weleda
Lindenblüten	Apotheke
Linola®	Wolff
Lipo Cordes®	Ichthyol
Linusit®, Leinsamen	Fink
Lomaherpan, Creme	Lomapharm
Lymphomyosot®, Tropfen	Heel
Lymphozil®, Tabletten	Redel
Lyobalsam®, Salbe	Neos-Donner

M 40, Dragees	Madaus
Mabex ® Latschenkiefern-Extrakt, naturrein, Badezusatz	Mack, Reichenhall
Macoel ® Latschenkiefernöl, Inhalations- und Badeöl	Mack, Reichenhall
Magentee	Weleda
Magnesium phosphoricum D3, D6, Tropfen, Tabl., Pulver	Weleda u.a.
Malvenöl	Wala
Mandragora comp., Dilution	Weleda
Massageöl (Hautfunktionsöl)	Weleda
Mastodynon ®, Tropfen	Bionorica
Matmille ®, Lösung	Ritsert
Maudor ®	Endopharm
Melissengeist	Weleda u. a.
Melrosum ®, Sirup	Nattermann
Menodoron ®, Tropfen	Weleda
Mercurialis perennis 10 %, Salbe	Weleda
Mercurius cyanatus D4, Dilution	Weleda u. a.
Mercurius vivus naturalis D6, Tabletten	Weleda u. a.
Metavirulent ®, Tropfen	Fackler
Michalon	Müller-Rorer
Milchbildungstee	Weleda
Minx-med	Pino
Mistel-Pflanzensaft Kneipp ®	Kneipp
Monapax ®, Saft und Tropfen	Arznei Müller-Rorer
Mucofalk ®, Pulver	Falk
Multiplasan ®-Öl	Plantatrakt, Oberstaufen
Mundbalsam, Gelee und Flüssigkeit	Wala
Mundwasser	Weleda
Myristica sebifera D4, Dilution	Weleda u. a.
Myrrhinil-Intest ®, Dragees	Repha
Nasenbalsam und Nasenbalsam mild	Wala

Nausyn®, Tabletten und Tropfen	Weleda
Nervennahrung	Wala
Nisylen®, Tropfen	DHU
Nomon®	Hoyer
Nux vomica D4, Dilution	Weleda u. a.
Öl-Dispersionsbad, Gerät	W. Junge, Michelbusch 39, D-7321 Birenbach
Olbas, Tropfen	Schoenenberger
Ölbad Cordes®	Ichthyol
Oleum comphoratium verum	Apotheke
Oleum lactagogum	Weleda
Olivenit D6, Trituration	Weleda
Olivysat®	Ysatfabrik
Onopordon comp. mite, Dilution	Weleda, Schweiz
Optipurgan®, Suppositorien	Plantorgan
Ovarium comp., Trituration	Weleda
Oxacant®, Tropfen	Klein
Oxalis comp., Dilution	Weleda
Paracelsus-Erkältungsbad	Paracelsus-Naturarznei
Pascotox®, Tabletten und Tropfen	Pascoe
Pesendorfer Salbe®	Iso-Werk
Pertudoron® 1 und 2, Tropfen	Weleda
Pertussin®, Saft und Tropfen	Taeschner
Petadolex	Vogel & Weber
Petasites comp. cum Quercu, Globuli	Wala
Petasites comp. cum Veronica, Globuli	Wala
Phytodolor®, Tropfen	Steigerwald
Phytonoxon®	Steigerwald
Pinimenthol®, Gel, Liquidum Flüssigkeit und Salbe	Spitzner
Plantoletten®, Dragees	Robugen
Plantival®, Dragees und Tropfen	Schwabe

Pneumonium LA	Wala
Po-Ho® Fluid, Tropfen und Po-Ho® Balsam	Wölfer
Potentilla anserina D2, Dilution	Weleda u. a.
Prospan®-Tropfen und Zäpfchen	Engelhard
Prostagutt®, Tropfen	Schwabe
Prostamed	Klein
Psychotonin	Steigerwald
Pumilen®, Inhalat und Nasentropfen	Tosse
Quarz D12, Trituration	Weleda
Quercus D1, Dilution	Weleda u. a.
Remifemin	Schaper & Brümmer
Renodoron®, Tabletten	Weleda
Requiesan®, Tropfen	Klein
Resplant®, Kapseln	Schwabe
Retterspitz® Quick, Salbe	Retterspitz GmbH
Rheuma-Pasc®, Liquidum	Pascoe
Rheumex Tee	Lobopharma
Rheumadoron® 102 A, Tropfen	Weleda
Rhoival	Tosse
Rhus-Rheuma-Gel	DHU
Robinia comp., Globuli	Wala
Rökan flüssig	Intersan
Rosmarin-Bademilch	Weleda, Wala
Ruscorectal®	Endopharm
Sabal/Solidago comp., Globuli	Wala
Salbeiblätter	Apotheke
Salus Tuss-Tee	Duopharm
Salus Venotropfen	Duopharm
Salviathymol®, Flüssigkeit	Galenika Hetterich
Sanavitan®, Dragees	Böttger GmbH
Sanavita-Öl = Baokong Öl	Hefa-Frenon
Sanddorn-Elixier und -Ursaft	Weleda
Schlehen-Elixier (zuckerarm)	Weleda, Wala
Schwefelseife	Apotheke

Schwefel-Diasporal®	Protina
Schnupfencreme	Weleda
Scleron®, Tabletten	Weleda
Secale/Quarz, Globuli	Wala
Sedatruw®, Dragees und Tropfen	Truw
Senfmehl	Apotheke
Sepia comp., Dilution	Weleda
Siccosept	Temmler
Silicea comp., Globuli	Wala
Similisan	Similisan AG, Schweiz
Sinfrontal®, Tabletten	Müller/Göppingen
Sinuselect® (PTS 16), Tropfen	Dreluso
So-La-Bad® Sole Latschenkiefernbad	Mack, Reichenhall
Sole-Zahncreme	Weleda
Solubifix®, tassenfertiger Wirkstoffextrakt	Heumann
Solum uliginosum comp., Globuli	Wala
Somnuvis®, Dragees	Mauch
Sparheugin®, Tropfen	Staufen-Pharma
Sparheugol Einreibung	Staufen-Pharma
Spartiol	Klein
Species pectorales Kneipp	Kneipp
Spigelia anthelmia D4, Dilution	Weleda u. a.
Spiritus contra Tussim, Tropfen	Weleda
Spitzwegerich-Pflanzensaft	Kneipp, Schoenenberger
Stibium metallicum praeparatum D6, Trituration	Weleda
Syviman®, Salbe	Müller/Göppingen
Tanacetum Strath, Tropfen	Strath-Labor
Tannenbalsam®, Sirup	Hübner
Tebonin	Schwabe
Thuja occidentalis D4, Dilution	Weleda u. a.
Thuja occidentalis Argento culta D 3, Dilution	Weleda

Thymian-Pflanzensaft	Kneipp, Schoenenberger
Thymipin®, Hustensaft und Tropfen	Zyma
toxi-loges, Tabletten und Tropfen	Loges
Tromacaps®, Kapseln	Madaus
Tussiflorin®, Saft und Tropfen	Pascoe
Tussisana®, Pulver	Müller/Göppingen
Umckaloabo Stevenskur®, Tropfen	Iso-Werk
Urgenin	Madaus
Uriginex	Repha
Urtica dioica Ferro culta D2, Dilution	Weleda
Uvirgan	Kanoldt
Uzara®, Dragees und Tropfen	Uzara
Valdispert®, Dragees	Kali-Chemie
Venacton®, Tropfen	Klein
Venentonicum	Weleda, Schweiz
Venoplant®	Schwabe
Venoselect® (PTS 5), Tropfen	Dreluso
Venostasin®, forte Dragees, -Kapseln, retard Retardkapseln, Suppositorien und -Tropfen	Klinge
Veratrum album D4, Dilution	Weleda u. a.
Vermizym®, Dragees	Dr. Schwab
Veronica officinalis D2, Dilution	Weleda u.a.
Vertigoheel®, Tabletten und Tropfen	Heel
Verus®, Tropfen	OTW
Viburcol®, Suppositorien	Heel
Viropect®, Pulver	DHU
Viscysat® Bürger, Tropfen	Ysatfabrik
Wecesin®, Streupuder	Weleda
Weißdorn-Elixier	Wala
bzw. Crataegus-Elixier	Weleda

Weißdorn-Pflanzensaft	Schoenenberger
Wick® VapoRub®, Erkältungssalbe	Wick Pharma
Zahncreme	Weleda
Zahnfleisch-Balsam	Weleda
Zeel®, Salbe	Heel
Zinnkraut-Pflanzensaft	Kneipp,
	Schoenenberger
Zinnober D6, Tabletten	Weleda

Stichwortverzeichnis

Bücher zum Thema «Soziale Hygiene»

Soziale Hygiene
Seelisch-geistige Selbsthilfe im Zeitalter der Lebenskränkung.
3. Auflage, 241 Seiten, kartoniert.

Mit Kindern leben
Zur Praxis der körperlichen und seelischen Gesundheitspflege.
3. Auflage, 277 Seiten, kartoniert.

WALTHER BÜHLER
Der Leib als Instrument der Seele
in Gesundheit und Krankheit.
11. Auflage, 87 Seiten, kartoniert.

SIMEON PRESSEL
Bewegung ist Heilung
Der Bewegungsorganismus und seine Behandlung.
2. Auflage, 144 Seiten, kartoniert.

GEORG KÜHLEWIND
Vom Normalen zum Gesunden
Wege zur Befreiung des erkrankten Bewußtseins.
4. Auflage, 248 Seiten, kartoniert.

OLAF KOOB
Erkennen und Heilen
Anthroposophische Gesichtspunkte zur seelischen Hygiene.
2. Auflage, 171 Seiten, kartoniert.

WERNER CHR. SIMONIS
Wolle und Seide
Der Mensch als Wärmewesen. Bekleidungshygienische Betrachtungen.
5. Auflage, 79 Seiten mit 8 Fototafeln, kartoniert.

VERLAG FREIES GEISTESLEBEN

Bücher zum Thema «Ernährung»

Aus Barbara Hübners feiner Würzküche

Band 1: Gerichte mit Getreide. Suppen, Eintöpfe, Nachspeisen, Frühstücks- und Abendgerichte.
2. Auflage, 270 Seiten mit zahlr. Zeichnungen von Christoph Fischer, gebunden.

Band 2: Hauptgerichte mit Getreide, Gemüse, Obst.
304 Seiten mit über 150 Zeichnungen von Lore Klett, gebunden.

Gemüse – Kräuter – Obst

Vielfältig und naturgemäß kochen in tausend Rezepten.
Von HANNA DENGLER und ANNA ROHLFS-VON WITTICH.
3. Auflage, 307 Seiten mit zehn farbigen und 55 schwarzweißen Abbildungen, gebunden.

UDO RENZENBRINK
Ernährung unserer Kinder

Gesundes Wachstum · Konzentration · Soziales Verhalten · Willensbildung.
7. Auflage, 203 Seiten, kartoniert.

UDO RENZENBRINK
Ernährung in der zweiten Lebenshälfte

2. Auflage, 204 Seiten, kartoniert.

PETRA KÜHNE
Lebensmittel-Qualität und bewußte Ernährung

Ein Ratgeber für die Vollwertküche. 240 Seiten, kartoniert.

VRENI DE JONG-MÜGGLER
Anders essen

Ratschläge für die Umstellung der Ernährung im Krankheitsfall. Aus dem Holländischen von Angelika Sandkühler. Mit einem Geleitwort der Ernährungswissenschaftlichen Abteilung des Louis-Bolk-Institutes, Zeist/ Holland. 96 Seiten, kartoniert.

VERLAG FREIES GEISTESLEBEN